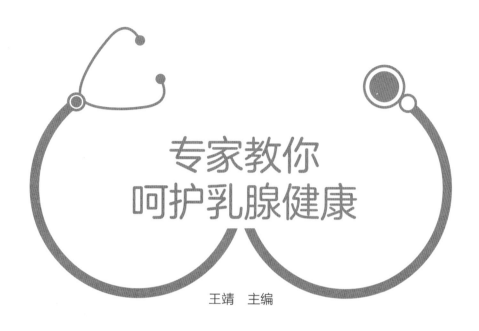

专家教你
呵护乳腺健康

王靖　主编

U0235585

人民卫生出版社

图书在版编目（CIP）数据

专家教你呵护乳腺健康/王靖主编 . — 北京：人民卫生出版社，2020

ISBN 978-7-117-29942-8

Ⅰ.①专… Ⅱ.①王… Ⅲ.①乳房疾病 – 诊疗 – 普及读物 Ⅳ.①R655.8-49

中国版本图书馆 CIP 数据核字（2020）第 064844 号

| 人卫智网 | www.ipmph.com | 医学教育、学术、考试、健康，购书智慧智能综合服务平台 |
| 人卫官网 | www.pmph.com | 人卫官方资讯发布平台 |

专家教你呵护乳腺健康

主　　编：王靖

出版发行：人民卫生出版社（中继线 010-59780011）

地　　址：北京市朝阳区潘家园南里 19 号

邮　　编：100021

E - mail：pmph @ pmph.com

购书热线：010-59787592　010-59787584　010-65264830

印　　刷：北京顶佳世纪印刷有限公司

经　　销：新华书店

开　　本：710×1000　1/16　印张：19

字　　数：253 千字

版　　次：2020 年 8 月第 1 版　2022 年 10 月第 1 版第 3 次印刷

标准书号：ISBN 978-7-117-29942-8

定　　价：69.90 元

打击盗版举报电话：010-59787491　E-mail：WQ @ pmph.com

质量问题联系电话：010-59787234　E-mail：zhiliang @ pmph.com

3

序言

　　乳腺癌是女性常见的恶性肿瘤，最新的《中国肿瘤登记年报》表明，乳腺癌居于我国女性恶性肿瘤发病率的第一位，严重影响广大女性的身心健康，甚至危及生命。

　　乳腺疾病分很多种，如乳腺炎症、乳腺增生、乳腺纤维瘤、乳腺囊肿、乳腺癌……该如何预防和治疗呢？乳房出现肿块、疼痛……该如何区分是不是恶性肿瘤呢？乳腺疾病的治疗方式有很多种，该如何选择适合自己且最为有效的呢？关于这些问题，本书中都有详细的讲解，相信定能让广大读者全面了解乳腺疾病，使他们保持积极、乐观的心态，不再惧怕癌症的发生，重新鼓起生活的勇气。

　　本书由中国医学科学院肿瘤医院乳腺外科副主任王靖教授主编，王靖教授素来工作严谨，对患者负责，所以我真诚为之作序。

　　书中系统、全面地介绍了乳腺疾病，传播了健康生活方式，倡导正确的防癌、治癌的理念，并面向广大女性朋友，教会大家如何呵护乳房、预防疾病，并介绍了得了乳腺癌后的诊断、治疗等相关知识，具有较高的实用性。希望广大读者能从中受益，拥有更加健康、更高质量的生活，享受美好的明天！

中国科学院院士

国家癌症中心主任

中国医学科学院肿瘤医院院长

赫捷

2020年7月

带你走进医生的生活

去过医院的人也许会觉得医生是这样的：脚下生风、步履如飞、言简意赅、一针见血、不苟言笑等，有时还会有"千呼万唤始出来，犹抱琵琶半遮面"的感觉。想约做医生的朋友吃饭，又会有一种"田家少闲月，五月人倍忙"之感，很少能够找到医生的"档期"。确实，很多医生在超负荷工作，工作强度偏大，无法做到充分的休息和调整。那医生日常工作中的一周是怎样的呢？

就拿我来说，一周里，我有两个上午和一个下午的时间在出门诊，每周平均接待80位患者，大部分时间在不停地和患者解释病情，因为每位患者对疾病知识掌握的水平不同，可能解释三遍有些人仍无法记住和理解。

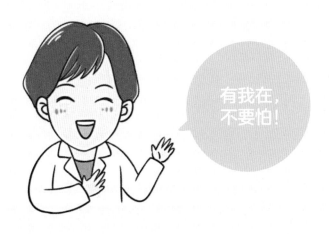

有我在，不要怕！

门诊中，经常出现一种奇怪的现象，医生明明诊断患者并无大碍，但患者反而不"领情"，甚至认为挂了号却没有诊断出疾病是一种浪费。难道医生对你说"带家属来了吗，叫进来谈一下"才是不虚此行？所以，如果被医生诊断为一切正常，请一定要相信医生的专业判断，也请一定要明白当下的健康是多么可贵。

一般早上7点50分，科室内会进行交接班，值班医生会汇报前一天晚上患者的情况。8点左右开始查房，我会带着组里的医生一起看患者，听取他们的汇报，检查患者的情况。查房结束后，我会回到办公室和组里的医生一起讨论病情复杂患者的情况，决定下一步的治疗方案。

每周至少两天是手术日，我们团队每周平均手术量在20台以上，每个手术日需要做10多台手术。从早上8点30分开始，一直到所有手术结束，我们都要待在手术室里，下班的时间基本在晚上7点以后。医生在手术室里是没有专门的休息时间的，手术一台接着一台，中午换班去吃饭。

因为每位患者的情况都不一样，所以每台手术都是"新的"，作为医生，在手术室时必须做到百分之百集中注意力。手术开始前我们会最后一次审核患者的术前检查情况和患者意愿，手术时注意细节，操作严谨、流畅，尽全力做到万无一失。

在周末或者完成科里工作之后，我会通过各种各样的方式去丰富自己的知识，提高科研思维，带动医学的发展，比如参加学术会议、申报课题、发表论文和阅读文献等。因为仅关注临床工作，很难跟上时代的变化。

"新竹高于旧竹枝，全凭老干为扶持"，带教年轻医生是每一个年长医生的责任和义务，在平时的临床工作中，我要将自己几十年从医的经验和教训通过言传身教的方式教给年轻医生，使他们在以后的临床工作中少走弯路。特别希望每一位前来就诊的患者都能够对年轻医生少一些抱怨，多一些理解和宽容，因为他们是未来医学的希望。有时我可能会很严肃地批评他们，因为我从心底里希望他们尽快成为一名优秀的医生。

　　门诊、手术、科研、带教占用了我大部分的时间，我会将仅剩的一些时间用来陪伴自己的家人和朋友，因为家人和朋友才是我心灵的港湾，在那里我的内心才能获得慰藉和平静。

中国医学科学院肿瘤医院乳腺外科副主任

王靖

2020年7月

目录

第一章

生活中常见的
乳房问题

002　需要关注的乳房变化

007　乳腺纤维腺瘤危险吗

009　乳腺增生需要治疗吗

014　得了乳腺囊肿怎么办

015　乳腺炎的科学应对

016　乳房疼痛是不是病

019　乳头瘙痒是怎么回事

021　乳腺癌和乳房大小有关吗

025　肥胖人群更容易得乳腺癌吗

027　长期吃避孕药会得乳腺癌吗

029　这些食物真能改变乳腺癌的发病风险吗

033　饮酒与乳腺癌有什么关系

第二章

养成抗癌
好习惯

040 一张表就能看懂乳腺癌的危险因素

042 如何科学保护乳房

049 这些锻炼能让乳房更健康

054 如何进行乳房自我检查

057 如何安排乳腺癌筛查

062 有乳腺癌家族史，如何预防乳腺癌

065 十个妙招帮你远离乳腺癌

070 一份国际认证的防癌食谱

第三章

带你了解检查中
的学问

074　乳腺超声提示有血流可怕吗

079　能用乳腺 MRI 替代乳腺钼靶检查吗

082　乳腺钼靶检查结果异常怎么办

084　超声检查无异常，乳腺钼靶检查却发现了钙化

087　空芯针穿刺活检会引起肿瘤扩散吗

090　基因检测可以预知乳腺癌吗

094　21 基因检测有什么用

097　教你读懂乳腺癌病理报告

102　医生为什么不能一次开全所有检查

第四章

揭开乳腺癌的面纱

106　乳腺癌分为哪些类型

109　乳腺导管内乳头状瘤对患者的寿命有影响吗

112　真正了解原位癌

115　乳房里摸不到肿块却得了乳腺癌

117　Her-2 阳性或阴性：哪种更好

119　三阴性乳腺癌的治疗和预后如何

122　确诊乳腺癌后我们能做什么

125　击垮肿瘤患者的四大误区

第五章

聊聊乳腺癌的
手术治疗

132　和女性朋友聊聊保乳术

138　术前化疗会耽误病情吗

141　乳腺手术，患者应该知道什么

145　为什么要做前哨淋巴结活检

148　乳腺癌改良根治术后最可能发生的两个并发症

150　为什么要往胸部"打水"

153　重建乳房用乳房假体好还是自体组织好

156　乳房假体会导致癌症吗

158　乳腺癌术后患者与家属应该注意的事项

162　术后切口疼痛，需要告诉医生吗

167　乳腺癌患者手术后应该做什么

第六章

聊聊乳腺癌的术后治疗

170 术后化疗应该何时开始

174 聊聊化疗那些事儿

177 接受化疗前需要做哪些准备

180 如何处理化疗后发热

184 化疗期间掉头发，我能做些什么

187 化疗期间可以有性生活吗

189 放疗——牵动我们的那些射线

195 Her-2 阳性乳腺癌的治疗

199 曲妥珠单抗真的可以只用半年吗

202 为什么说乳腺癌的内分泌治疗很重要

207 他莫昔芬安全吗

210 带你了解芳香化酶抑制剂

第七章

陪你走过康复
之路

216 乳腺癌手术后还需要定期做哪些检查

218 乳腺癌术后应该多久复查一次

222 乳腺癌术后上肢水肿

228 几招搞定术后上肢水肿

232 乳腺癌患者术后可以过性生活、做妈妈吗

234 对于乳腺癌患者，这些避孕措施安全吗

236 乳腺术后应该如何安排饮食

239 乳腺癌患者应该如何补充营养

242 乳腺癌患者的饮食诀窍

247 中药对乳腺癌有好处吗

249 什么是复发性乳腺癌

252 癌症又回来了，患者应该做些什么

256 如何治疗复发性乳腺癌

261 乳腺癌患者骨转移很常见吗

第八章

你的忧伤
我都懂

266 我的乳房和我分手了，生活该怎么继续

269 你到底爱的是我，还是我的乳房

272 该向患者隐瞒病情吗

274 面对癌症，该如何调整心态

277 不要多愁善感，要勇敢一点、粗糙一点

281 **后记**

284 **附录**

生活中常见的
乳房问题

需要关注的乳房变化

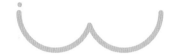

乳房增大 乳房的增大可能与体重增加、妊娠、激素变化等因素相关。体重增加可同时伴随乳房增大，因为除了腺体组织，乳房的主要构成成分就是脂肪。妊娠同样可引起乳房增大，这是因为在妊娠过程中乳腺和乳管会增生，以便为之后的哺乳做好准备。避孕药或月经周期相关的激素变化同样可以引起乳房增大，这是因为乳腺对雌激素和孕激素的变化非常敏感，青春期和月经前的乳房增大，往往就属于这种情况。如果乳房增大是由于以上情况导致的，一般不会带来较严重的健康问题，不过可能需要购买新的内衣了；如果是病理性的乳房增大，则需要及时就医。

乳房萎缩 乳房萎缩可能是由于体重减轻或体内雌激素水平降低导致，也可能是由于服用了避孕药物或绝经期即将到来导致。如果在乳房萎缩的同时伴有脱发、痤疮和面部多毛等情况，则可能是多囊卵巢综合征的表现。多囊卵巢综合征的特点是体内有高水平的雄激素，这种情况需要进行进一步的检查和治疗。另外，一项发表在《英国癌症杂志》上的研究发现，每天喝3杯咖啡会导致一些女性的乳房萎缩，喝得越多，影响越明显，这一现象可能是通过体内的某种基因产生的。

乳房形状改变　乳房的形状和外观很大程度上取决于生育年龄和哺乳经历。哺乳后，随着年龄的增长，韧带被拉伸，结缔组织遭到破坏，皮肤失去弹性，导致原本呈半球形的乳房逐渐变为泪珠状（又称下垂）。对于这种情况，选择合适的内衣来对抗导致乳房下垂的重力，是一个简单易行的方法。同时，女性朋友应该尽量避免体重大幅度波动，因为体重的大幅度波动会拉伸皮肤，加速乳房下垂。日常生活中，可以通过俯卧撑等运动来锻炼胸部肌肉，使胸部看起来更加紧实、有活力。

乳房团块　一旦触摸到乳房中发硬的团块，尤其是形状不规则、边界不清、难以推动又不怎么痛的团块，就要高度警惕乳腺癌了，要尽早到医院就诊。当然，乳房团块中也有很多属于良性，比如在月经前期触摸乳房可能会有凹凸不平的感觉，这是由于激素的变化使乳腺的良性囊肿被液体填充所致。对于女性来说，这些纤维囊性改变是乳房正常结构的一部分，通常出现在两侧腋下、前胸和乳头以上部位，往往伴有疼痛，尤其是在月经前，而且是对称出现的。对于乳房良性团块通常不必太过关注，如果比较担心，也可以到医院咨询医生。

乳房疼痛　引起乳房疼痛的原因很多，大多数是良性的。双侧乳房疼痛通常是激素分泌过多或者咖啡因摄入过多所致（咖啡因会加剧乳房纤维囊性改变）。其他可能的诱因包括不合身的内衣、经前期综合征或者胸壁轻微创伤（如轻微撞击或做高强度的运动），甚至每天用同一侧肩膀挎包都有可能引起乳房疼痛。如果是单侧乳房疼痛，就要警惕乳腺癌的可能。虽然一般认为乳腺癌不太会引起疼痛，但事实上有的乳腺癌仍会有疼痛感。当然了，相比乳腺癌而言，很多非癌症的原因更容易引起乳房疼痛。

乳头凹陷　有些乳头凹陷是天生的，如果长期以来乳头始终处于向内凹陷的状态，则无大碍。如果乳头既往是完全正常的，近期出现了凹陷，尤其是这种情况发生在单侧乳房，就意味着可能出现大问题了。乳腺癌有时会导致乳房组织结构变形，发生在乳头下方的病灶牵拉乳腺组织会使得乳头凹陷，如果在凹陷的乳头下方触摸到硬块，则要更加警惕乳腺癌的存在，建议此时马上到医院去看医生。

乳头溢液　乳头溢液分为生理性和病理性。生理性溢液多见于妊娠期和哺乳期的泌乳现象、口服避孕药或镇静药引起的双侧乳头溢液、绝经后女性单侧或双侧少量溢液等，一般持续时间短，无须特殊处理。另外，发生在性刺激之后的乳头溢液也属于生理性，无须担心。

　　然而，有些乳头溢液却可能是乳腺癌的危险信号，尤其是当乳头溢血、只涉及单侧乳房、溢液的同时伴随皮肤变化或乳房肿块时，出现这些情况一定要警惕乳腺癌的存在，及时到医院检查。经过检查（触诊、超声、乳腺钼靶检查、乳管镜、溢液涂片、磁共振等）明确溢液的原因后，应由医生决定是否处理。需要手术的患者，在手术后其他乳管也存在溢液的可能。若未发现乳房异常病变，还要排除潜在的其他疾病，如垂体瘤、内分泌疾病等。

乳房皮肤变化　乳头和乳晕增大、颜色加深通常是妊娠的表现；随着年龄的增长，乳头可能会变得更黑或更加松弛，这是完全正常的。然而，一些晚期乳腺癌也会导致乳房局部皮肤发生改变，如出现"酒窝"或像橘子皮样的改变。当出现这些皮肤变化时，往往能够在乳房中摸到形状不规则、表面凹凸不平、边界不清、质地坚硬、不容易推动的肿块，出现这些表现要高度怀疑乳腺癌。

乳头结痂经久不愈　医生在门诊偶尔会见到这样的情况：患者的乳头并没有受到外伤，但是长时间（以月计）有结痂或者糜烂表现，在使用各种药膏涂抹后不见好转。出现这种情况时，我们就要想到乳腺癌的可能。有些乳腺癌发生时肿块触及不明确，首先表现在乳头上，这时候就需要到医院进行必要的检查，乳头刮片甚至乳头活检是明确疾病很好的方式（具体检查由医生决定）。

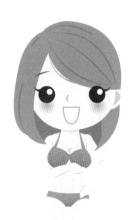

其他需要引起重视的情况

● 巨大乳房

如果乳房天生比较丰满，那么女性朋友可能会感谢自己的基因，因为它赋予了你更加玲珑有致的曲线。但你也可能会抱怨你的基因，因为虽然目前还没有足够的证据来证实，但一些研究将更大的罩杯与更高的乳腺癌患病风险联系在一起。所以拥有巨大乳房的女性朋友更应该定期到医院进行乳房的相关检查。

● 腋下出现结节

无论是男性还是女性，腋下都有可能存在一些单发或者多发的结节，多数情况下是皮脂腺囊肿。但也有一种乳腺癌，被称为隐匿性乳腺癌，即乳腺并没有发现明确肿瘤，但腋下出现了淋巴结转移。无论哪种情况，在发现任何异常时，一定要到医院明确诊断。

乳腺纤维腺瘤危险吗

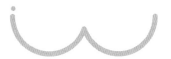

　　乳腺纤维腺瘤是最常见的乳腺良性肿瘤，极少发生癌变，可发生于自青春期开始的任何年龄，发病高峰年龄为15～35岁，单发和多发均有可能，多数缓慢增大或无变化，少数可自然消退或迅速增大。

乳腺纤维腺瘤的诊断

　　单纯依靠触诊来诊断乳腺纤维腺瘤并不可靠。对于年龄＜40岁的女性：推荐采用触诊+乳腺超声的方式进行诊断；对于年龄≥40岁的女性：推荐采用触诊+乳腺超声+乳腺钼靶检查的方式进行诊断，必要时需要依据具体情况结合磁共振和穿刺检查以明确诊断。

对于年龄＜ **40** 岁的女性	对于年龄≥ **40** 岁的女性
推荐采用医生触诊+乳腺超声的方式进行诊断。	推荐采用医生触诊+乳腺超声+乳腺钼靶检查的方式进行诊断。

乳腺纤维腺瘤的治疗

一旦确诊为乳腺纤维腺瘤，
一般情况下建议随访观察。

推荐的观察频率为
每3~6个月一次

若无变化，可逐渐变为每年常规筛查。观察方法为触诊+乳腺超声，40岁以上的女性建议加入乳腺钼靶检查。

若在观察过程中医生判断肿瘤生长迅速，或者怀疑有恶变时，则应进行外科干预，即切除肿瘤并进行活检。

需要提醒的是，
乳腺纤维腺瘤术后可能
复发，且切除后可能影响
乳腺外形，患者需在医
生的建议下谨慎选择
手术方式。

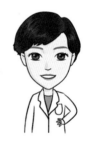

叶状肿瘤

纤维腺瘤与叶状肿瘤均为纤维上皮性肿瘤，两者在临床表现、影像学表现上有相似之处。叶状肿瘤的发病高峰年龄为40~50岁，常为单个病灶，病程较长，可短期内迅速增大。因为叶状肿瘤具有一定的恶性潜能和复发转移风险，所以若怀疑为叶状肿瘤，建议即刻手术治疗。

乳腺增生需要治疗吗

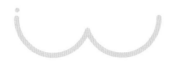

近年来乳腺疾病的发病率不断上升，给女性朋友带来了很多健康方面的困扰，而乳腺增生就是一种非常常见的乳腺疾病。患者得了乳腺增生总是觉得"完蛋了，是不是会得乳腺癌?"那么，乳腺增生对于女性健康究竟会有什么影响呢?

首先，让我们来一起了解下什么是乳腺增生吧! 乳腺增生是女性常见的乳腺疾病，又名小叶增生。目前我国70%～80%的育龄女性患有不同程度的乳腺增生且发病率依然呈不断上升趋势，同时有低龄化趋势，很多20岁左右的女性也开始出现乳腺增生。

乳腺增生的表现

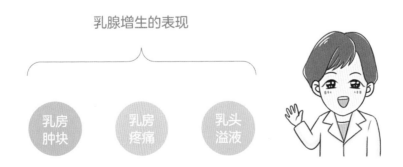

乳腺增生的表现

乳房肿块　乳房疼痛　乳头溢液

乳房肿块　肿块可以是单个或多个，小的有玉米粒大小，大的直径3～4cm。乳房肿块常随月经周期发生变化，经期前肿块会变大、变硬，经期后肿块会缩小、变软，常有触痛。

乳房疼痛　乳房胀痛或刺痛，可以表现为一侧乳房疼痛、双侧乳房疼痛或者乳头疼痛。经期前疼痛出现或加重，经期后疼痛减轻或消失。情绪的好坏也会影响乳房疼痛的程度，这种与月经周期及情绪变化有关的疼痛是乳腺增生的主要特点。

乳头溢液　少数患者可出现乳头溢液，为自发溢液，多为淡黄色或淡乳白色，少数女性挤压乳头可见溢液。如果出现血性或咖啡色溢液需要谨慎，应及时就医。

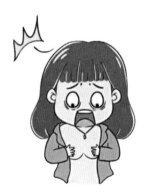

乳腺增生的原因

原因 **1**　长期情绪不良

有些女性性格比较急躁，情绪反应过于强烈，情绪激发后很难平静下来。强烈的情绪反应影响了正常的社会适应，使其经常处于心境不佳的状况，导致下丘脑-垂体-卵巢轴功能紊乱，造成雌激素偏高、黄体酮不足，引起乳房结构紊乱，进而导致乳腺增生。

原因 **2** • 高龄未婚、高龄初产、多次流产

从临床资料看，高龄未婚和高龄初产女性的乳腺增生发病率高于适龄婚育女性。多次流产也是乳腺增生的诱因之一，因为妊娠6周时，胚胎绒毛分泌的雌激素和孕激素会刺激乳腺增生，若经历过多次流产，增生的乳腺组织不易萎缩，难以恢复原状而形成乳腺增生。

原因 **3** • 放弃母乳喂养

很多女性因为各种原因而放弃母乳喂养，其实母乳喂养不仅对孩子有很多好处，还能降低女性乳腺增生和乳腺癌的发病率。

原因 **4** • 不良饮食习惯和生活习惯

随着生活水平的提高，饮食选择也越来越丰富，饮食结构不合理，如脂肪摄入过多，可影响卵巢的内分泌功能，强化雌激素对乳腺上皮细胞的刺激，从而导致乳腺增生。另外，在日常生活中穿着过紧的内衣也会有碍乳腺健康。

乳腺增生的危害

对精神的影响

乳腺增生患者常有明显的情绪改变，如愤怒、紧张、焦虑、抑郁等。

对身体的影响

有些乳腺增生患者会出现月经紊乱、经量较多的表现，同时伴发胸闷、嗳气等。

此外，生活规律也会因乳腺增生而发生改变，严重时还会影响身体的免疫功能。

乳腺增生是乳腺癌的前奏吗

乳腺增生是由体内内分泌功能紊乱、激素分泌不均衡引起的，雌激素分泌异常增多、孕激素分泌相对减少，对乳腺的保护作用下降，导致乳腺结构异常。

正如前文所说，我国70%～80%的育龄女性有不同程度的乳腺增生，其中大部分为单纯性乳腺增生，这种情况一般不会引发癌变。但是有一种乳腺增生需要引起患者的重视，即增生的腺泡导管末端高度扩张，形成囊肿，乳腺导管上皮细胞可呈乳头状增生，导管内形成乳头状瘤，这种情况称为囊性乳腺增生，属于癌前病变。在囊性增生的基础上容易出现不典型增生，中重度不典型增生的癌变风险会明显增加。在囊性增生合并不典型增生中3%～4%会发生癌变，而单纯性增生基本不会发生癌变。

患了乳腺增生应该怎么办

乳腺增生的治疗一般以自我调节为主，以用药为辅。患者首先应该调整自己的情绪，改变不良生活习惯，在饮食方面要尽量少吃高热量、高脂肪及刺激性食物（如辛辣食物、浓咖啡、浓茶等），尽量选择营养丰富、做法健康的食物。

一旦被诊断为乳腺增生，患者在日常生活中要注意定期进行乳房自我检查，如果触摸到肿块，或者发现了与平时不一样的地方，如月经结束以后肿块不缩小、质地较硬，应及时到医院检查。另外，乳腺增生主要表现为疼痛，如果乳房出现酒窝状凹陷等情况，应警惕出现乳腺癌的可能性，应该到医院请专科医生检查。

需要立即就医的情况

- 乳腺增生引发的疼痛影响了正常的生活和工作。
- 疼痛持续时间超过 3 个月，或月经结束 10 天后疼痛仍未消失。
- 平躺时，用除拇指外的四指按压乳房，能摸到肿块，有刺痛、钝痛感，与月经周期和情绪相关性不明显。

需要手术治疗的乳腺增生

- 乳腺肿块迅速增大，质地变硬。
- 乳腺肿块单发于外上象限，触诊似有癌变。
- 发病年龄在 45 岁以上，病变范围广泛，患者有乳腺癌家族史，伴有乳头溢液。
- 细针穿刺、空芯针穿刺或病理切片已发现癌变。

得了乳腺囊肿怎么办

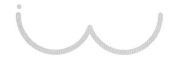

乳腺囊肿多见于35～50岁女性，分为单纯性囊肿和复杂性囊肿，超声判断囊肿的准确性可达98％～100％。

单纯性囊肿

如果超声提示为单纯性囊肿，那么罹患癌症的风险几乎可以忽略，单纯性囊肿一般不需要处理，每年定期体检即可。但若囊肿较大，引起严重的乳房疼痛或者在影像检查时模糊了正常的乳腺组织，则需要进行超声引导下针吸术，将囊肿内的液体吸净。有些囊肿可能复发，若多次复发，可以通过手术完整切除囊肿，当然切除后也可能会有新的囊肿形成。

复杂性囊肿

复杂性囊肿指的是超声提示囊肿有显著的固体成分，内部有回声、碎屑、液平面、扇形或不规则边界，或者具有分隔等。在复杂性囊肿中，恶性占比低至0.3％，但如果囊肿中含有显著的实质成分，报道显示其恶性占比可高至23％。一旦超声提示为复杂性囊肿，患者需要常规进行穿刺诊断，是否需要手术应该听从医生的建议。

乳腺炎的科学应对

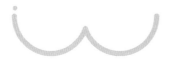

乳腺炎多见于18~50岁的女性，分为哺乳期乳腺炎和非哺乳期乳腺炎两类。

哺乳期乳腺炎　最常见于哺乳期的前3个月，主要表现为乳房胀痛及局部皮肤红肿。在病程初期，乳汁排泌不畅造成乳房肿胀，这往往与乳头创伤导致肿胀且多根乳管受压有关。如果症状持续12~24小时，就可能发生感染性哺乳期乳腺炎，表现为疼痛、发红、发热和乏力等。

非哺乳期乳腺炎　包括导管周围乳腺炎和特发性肉芽肿性乳腺炎，常表现为乳晕周围炎症。发炎的导管可出现继发性感染，导致导管损伤和随后的导管破裂伴脓肿形成。这类脓肿常在乳晕边缘自发破裂流脓。

以上两种乳腺炎的治疗方法并不完全相同，应该由医生根据患者的具体情况决定。

有些乳腺炎的表现并不典型，所以建议患者首先进行相关检查以排除乳腺肿瘤等其他情况的可能性。

乳腺炎的治疗原则是尽早应用抗生素以阻止脓肿形成；如果经过一段时间的抗生素治疗而感染没有被有效控制，则应考虑脓肿形成或有癌变的可能，医生需要根据患者的具体情况调整治疗方案。

乳房疼痛是不是病

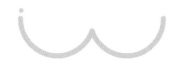

　　乳房疼痛是乳腺科医生在门诊中最常遇见的问题，女性往往非常焦虑和苦恼于乳房疼痛，那么乳房疼痛到底是怎么回事？大家应该如何对待乳房疼痛呢？

　　首先我们应该知道，乳房疼痛不是乳腺癌的常见表现，只有极少数的乳腺癌单纯表现为乳房疼痛。乳房疼痛通常是轻度的，只有约11%的女性会将其乳房疼痛的程度描述为中度到重度。大样本量调研显示，近70%的女性经历过不同程度的乳房疼痛，且发现吸烟、爱喝咖啡、压力大的女性更容易出现乳房疼痛。但经过检查排除癌症后，仅需安慰和积极的心态调整就可以缓解86%的轻度疼痛和52%的严重疼痛。

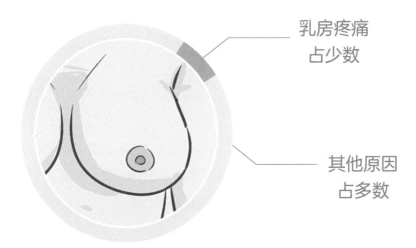

乳房疼痛
占少数

其他原因
占多数

乳房疼痛的原因

目前对于乳房疼痛原因的研究并不透彻，疼痛可能和以下几种情况相关。

月经周期

很多女性会在来月经的前几天开始感到乳房疼痛，随着月经的到来疼痛逐渐减轻，直至消失，通常呈双侧弥漫性疼痛。这种和月经周期相关的乳房疼痛主要是排卵相关的正常激素变化刺激正常乳腺组织的增殖所致。有研究显示，很大一部分患者随着绝经，乳房疼痛会逐渐缓解。

不良情绪

对因乳房疼痛前来就诊的女性进行问诊时发现，"心情不好、生气时乳房疼痛""伤心、焦虑时乳房疼痛"的表述非常常见，她们在诊室内说话的语气和表情都透露出焦虑和烦躁。

大而下垂的乳房

大而下垂的乳房可能由于牵拉而引起疼痛，颈部、背部、肩部和头部也可能因此出现疼痛；下垂乳房与胸壁皮肤的交界处可能因为皮疹而导致疼痛。

饮食和生活方式

吸烟、高脂饮食、压力大、作息不规律等可能导致乳房疼痛。

颈椎病和胸椎疾病

这种情况多见于老年女性。

药物作用

抗抑郁药、治疗心血管疾病的药物、抗生素和激素等可能引发乳房疼痛。

胸壁疼痛

胸大肌过度劳累和牵拉、肋软骨炎或者肋间神经炎、胸部局部受到外伤等均可引起乳房疼痛。在家进行乳房自我检查时，女性朋友可以采取侧卧位，以指尖按压疼痛部位的肋骨，鉴别疼痛是否来源于乳房。

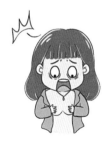

乳房疼痛的检查

如果出现乳房疼痛，需要到医院找专科医生进行检查，以排除乳腺癌引起疼痛的可能。

对于年龄 < **40** 岁的女性
———
医生触诊+乳腺超声检查，必要时行乳腺磁共振检查。

对于年龄 ≥ **40** 岁的女性
———
医生触诊+乳腺超声+乳腺钼靶检查，必要时行乳腺磁共振检查。

乳房疼痛的治疗

经过检查且明确没有乳腺癌等需要及时治疗的病变后，绝大多数女性的乳房疼痛可以得到自然缓解。

生活方式的改变

患者要努力改变自己易怒、易焦虑的性格，进行积极的自我暗示，快乐的情绪对于疼痛具有一定的缓解作用。日常生活中，应该低脂饮食、少喝咖啡、戒烟、改变不良的作息习惯。在内衣的选择上，合体且支撑性良好的内衣可以减轻乳房下垂引起的疼痛，穿着专门的运动内衣可以减少运动中的乳房疼痛。

药物治疗

如果通过生活方式的改变还是无法缓解疼痛，可以选择用药物进行干预。解热镇痛药（如对乙酰氨基酚）可以缓解乳房疼痛；达那唑可以有效缓解乳房疼痛，但它有明显的雄激素作用，会出现体重增加、水肿、多毛、痤疮等表现；他莫昔芬（主要用于乳腺癌的内分泌治疗）可以缓解严重的乳房疼痛，但有可能导致更年期症状，不主张常规应用。

乳头瘙痒是怎么回事

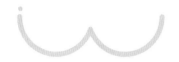

乳头瘙痒是乳房不适中很常见的一种表现，对女性的生活和工作有一定影响。试想一下，女性在非私密空间工作时如果出现了乳头瘙痒，这种想挠不能挠的状态是多么尴尬。

那么，乳头瘙痒是什么原因引起的？对女性的健康又有什么影响呢？

在保证卫生以及乳头清洁的状况下，如果偶尔出现乳头瘙痒，但乳头没有脱屑、发红等表现，就不必过于担心，这一般是由于乳头、乳晕的汗腺分泌物或者衣物刺激引起的。

如果出现了频繁的乳头瘙痒，而且还出现了乳头皮肤脱屑或者发红，这个时候就应该去医院看一下皮肤科了，乳头瘙痒、脱屑最常见的原因是湿疹，即特应性皮炎。在药物的作用下，瘙痒、脱屑会明显减轻，乳头也会恢复到原来的样子。

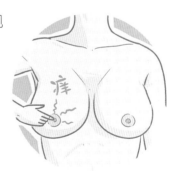

乳腺湿疹样癌

有一种类型少见的乳腺癌，称为乳腺湿疹样癌，它的主要表现就是乳头、乳晕及其周围皮肤瘙痒、灼热感、液体渗出、皮肤脱屑等湿疹样改变，极易与特应性皮炎的表现混淆。如果针对特应性皮炎的药物使用2周而乳头瘙痒、脱屑的症状未见好转，则要提高警惕了！我在门诊曾接诊过多位乳头瘙痒、脱屑，甚至乳头破溃经久不愈的女性，她们竟然就放任这种症状持续了几个月……

乳腺湿疹样癌的病因尚未完全明确，与年龄、家族史、月经史、激素、妊娠和哺乳史等因素相关，但目前普遍被大家接受的解释是癌细胞从乳腺内部经过乳腺导管转移到了乳头和周围皮肤。

—— 如何诊断 ——

乳腺湿疹样癌的诊断较为简单，取乳头脱屑处的皮肤刮片做病理检查即可得出初步结果。有些患者可能需要进一步切取一小块乳头组织进行病理检查以明确诊断。当然，手术前其他的影像学检查也是必不可少的。

—— 如何治疗 ——

乳腺湿疹样癌的治疗以手术为主，根据术后病理结果明确是否需要进行内分泌治疗、化疗、放疗或者靶向治疗。乳腺湿疹样癌多数发现时处于早期，多数为导管内癌，后期可能发展为浸润性癌，大部分患者预后比较好。

乳腺癌和乳房大小有关吗

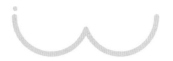

　　乳房大小与乳腺癌是否有关，是几乎所有女性心里会有的疑惑，对于这个问题，坊间也出现了很多传闻，有的说胸大容易得乳腺癌，有的说胸小容易得乳腺癌……我从专业的角度介绍一下乳房大小与乳腺癌的关系。

　　乳腺癌相关的危险因素很多，但不管是国内或国外的指南都没有把乳房大小列在危险因素里，所以对于这个问题，只能从既往发表的研究中寻找答案。

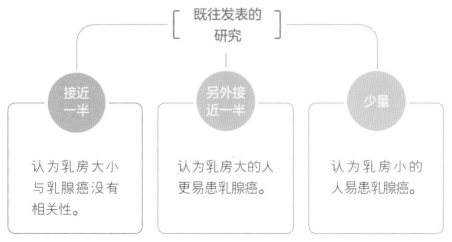

既往发表的研究

接近一半　认为乳房大小与乳腺癌没有相关性。

另外接近一半　认为乳房大的人更易患乳腺癌。

少量　认为乳房小的人易患乳腺癌。

　　几乎所有的研究结果显示，缩乳手术可以降低乳腺癌的风险，目前被大多数人认可的解释是手术去除了潜在的可能发生癌变的组织并且改变了乳腺组织的微环境，从而降低了乳腺癌的患病风险。

还有相关基础研究报道，与乳房大小相关的基因同时与乳腺癌的发病有一定相关性，乳房大小只是表面现象，基因才是起关键作用的根本。另外，还有学者认为，乳房脂肪过多会导致局部雌激素增多，使得癌变可能性增大，但这仅是个别报道，还需要大量试验去验证。

综上，从现有的研究来看，没有明确的证据表明乳房大小与乳腺癌发病相关，希望困惑于胸大或者胸小的女性朋友不要再纠结于此，轻松快乐地生活。

很多女性希望自己的乳房能够丰满一些，但是如果男性胸部因为发育变大了，是不是就有点儿尴尬了……男性乳腺发育是指男性胸部因为乳腺发育而增大，也称男性乳腺增生或女性化乳房，可发生于婴幼儿期、青春期和中老年期。

为什么会出现男性乳腺发育

男性体内分泌雄激素，这是大家都知道的事情，很多人不知道的是，男性体内也分泌少量的雌激素，只不过量很少，所以雄激素在男性体内起主导作用。一般情况下，男性体内的雌激素、雄激素能够保持平衡，当雄激素变少或者雌激素变多时，男性的乳房就开始发育了。

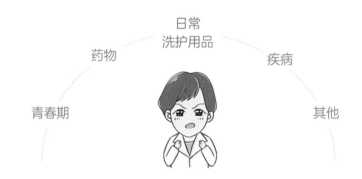

青春期

由于青春期激素的正常变化，近70%的男性在青春期经历过男性乳腺发育，但是大部分在6个月到2年的时间里会自然消退。

常见导致男性乳腺发育的药物有以下三种。

1 **螺内酯** 利尿剂，常用于治疗水肿、高血压等疾病。

药物

2 **酮康唑** 一种用于治疗真菌感染的药物。

3 **西咪替丁和雷尼替丁及相同机制的药物** 用于缓解因胃酸过多引起的胃痛、烧心、反酸的药物。

如果是以上药物引起的男性乳腺发育，换用其他治疗作用相同但不会导致男性乳腺发育的药物即可。

**日常
洗护用品**

一些儿童用的洗护用品（香皂、洗发露等）中若含有茶树油、薰衣草精油等成分，会影响儿童体内的激素平衡，从而导致男性乳腺发育，停止使用此类产品即可。在此提醒家长，一定要为孩子选择安全的产品。

疾病

肾上腺会分泌少许雄激素，由肝脏灭活。肝硬化患者的肝脏对肾上腺分泌的雄激素灭活能力下降，使更多的雄激素在周围组织中转化为雌激素，引起男性乳腺发育。30%的因肾衰竭行透析治疗的患者会出现男性乳腺发育。

其他

不是所有的男性乳腺发育都有明确的原因，很多中老年男性的乳腺发育原因并不明确。有些人认为随着衰老，男性体内雄激素水平下降，这可能是导致中老年男性乳腺发育的原因。

男性乳腺发育应该怎么办

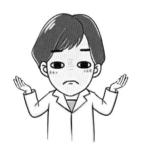
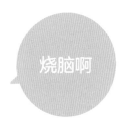

烧脑啊

　　胸部变大了，不一定就是乳腺发育，也有可能是由于体重增加、脂肪堆积在胸部所致。但是不管什么情况，还是建议找医生检查一下，医生通过触诊能够初步判断是否是乳腺发育、腺体增多，超声检查则可进一步明确是否有腺体的存在（有时还需要进行激素检查）。

　　对于青少年男性来说，大部分乳腺发育不需要治疗就可以自然恢复。若是不能恢复，则可以短期服用他莫昔芬来治疗。但此药并非专门用于治疗青春期男性乳腺发育，所以使用前要咨询医生，明确其安全性和获益。

　　对于成年男性来说，首先明确导致乳腺发育的原因，解除原因后如果症状并未缓解或者原因不明，本人并无不适症状，则可以不处理。若出现症状，则建议遵医嘱服用3～6个月的他莫昔芬。

　　前列腺癌患者需要服用抗雄激素药物，高达75%的前列腺癌患者会出现男性乳腺发育。出现这种情况应该积极与专科医生沟通，采用药物甚至放疗等方式进行治疗。

　　男性乳腺发育最终的治疗手段是手术，若症状持续24个月不消退、采取上述方式治疗无效、有不适症状或者在患者本人强烈要求手术的情况下，可以进行手术切除。青少年男性患者应该在青春期结束后再考虑行手术治疗。

肥胖人群更容易得乳腺癌吗

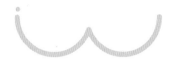

不知道从什么时候开始，减肥成了女性需要为之奋斗一辈子的事业，如今不少男性也加入了减肥的行列。减肥不仅是为了外在美，更是为了身体健康，当肥胖与癌症挂上钩的时候，我们就再也不能忽视肥胖带来的危害了。

一般来说，40岁以上的女性体重普遍比年轻女性要高，此时女性雌、孕激素水平开始降低，逐渐开始绝经。乳腺癌患者大部分在40岁以上，肥胖是围绝经期及绝经后女性明确的乳腺癌高危因素。体重大不等于肥胖，我们一般采用体重指数（BMI）来表示胖瘦程度。

体重指数（BMI）=体重（kg）/身高（m）^{2}

BMI中国标准

分类	BMI范围
偏瘦	≤18.4kg/m^2
正常	18.5～23.9kg/m^2
过重	24.0～27.9kg/m^2
肥胖	≥28.0kg/m^2

举例

一位女性，体重是60kg，身高是1.6m，那么她的BMI是23.4kg/m^2，属于正常体重。当BMI≥28.0kg/m^{2}时，则定义为肥胖。也就是说，当围绝经期及绝经后女性的BMI≥28.0kg/m^{2}时，患乳腺癌的风险明显增高。

Q 为什么肥胖会导致围绝经期及绝经后女性乳腺癌发病风险
增加呢？

女性体内的雌激素大部分由卵巢分泌，脂肪组织也会产生少量雌激素，脂肪越多，其产生的雌激素也就越多，而雌激素水平升高会增加乳腺癌的发病风险。

我们前面说的内容仅限于围绝经期及绝经后女性。那么，对于没有绝经的年轻女性，肥胖与乳腺癌有关系吗？目前，对于绝经前女性，肥胖与乳腺癌的关系尚不明确。

肥胖会增加乳腺癌的发病风险，并不是说胖了就会得乳腺癌，或者有人说我胖了一辈子也没得乳腺癌，大家千万不要钻这个牛角尖。肥胖不止与乳腺癌有关，还会引发很多其他健康问题。

!
总而言之，希
望女性朋友"管住
嘴，迈开腿"，保持
适合自己的体重，远
离乳腺癌及其他
健康问题。

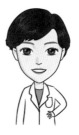

长期吃避孕药会得乳腺癌吗

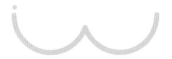

Q 避孕药内含有雌激素，而雌激素又会影响乳腺，长期吃避
孕药会导致乳腺癌吗？

对于这个问题，目前科学界还没有一个准确的结论，大多数学者并不
认为避孕药对乳腺癌的发病有直接影响。然而，近年来有一些研究显示，
口服避孕药与乳腺癌有一定的相关性。

国内有学者通过收集1985～2015年中外学者公开发表的有关中国女
性口服避孕药和乳腺癌发病关系的中英文文献，并进行相关分析来定量评
价口服避孕药与中国女性乳腺癌的关联性，结果显示口服避孕药使乳腺癌
发生的危险性增高。

2012年有一项
研究显示

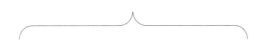

在18岁之前服用避孕药的女
性，与30岁之后服用避孕药的
女性相比，其乳腺癌发病年龄
平均提前4年。

在22～25岁服用避孕药的女
性，其乳腺癌的发病年龄与30
岁之后服用避孕药的女性相比
提前3年。

还有研究
表明
{
在35岁之前服用避孕药的女性比35岁之后服用避孕药的女性乳腺癌的发病率升高。

同样服用避孕药，生育者比不生育者患乳腺癌的风险更高。

第一次服用避孕药后间隔若干年再服，不增加乳腺癌的危险性；持续服用或近期服用避孕药者危险性增加。
}

近年来，国外一些研究发现口服避孕药与乳腺癌的关联性还与避孕药的剂型、持续时间、首次和最后服用时间、服用量等因素有关；某些研究还发现对于绝经前和绝经后女性，口服避孕药对两组人群具有不同的影响。

目前国内关于口服避孕药的年龄段、时间以及剂型、剂量对乳腺癌发病可能存在影响的研究还很少，这些问题有待于进一步探索。如何科学合理地使用避孕药以降低乳腺癌的发病风险将是值得进一步研究的课题。

!

当然，以上这些结论是在对长期服用避孕药的女性追踪性调查的基础上得出的，由于观察的人数少以及地区局限等问题，有时候并不能真实地反映全部客观情况。无论如何，对于长期口服避孕药的女性来讲，最好还是谨慎，尤其是妊娠前就长期口服避孕药的女性，建议定期随访乳腺的健康情况。

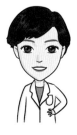

这些食物真能改变乳腺癌的发病风险吗

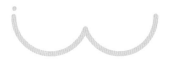

能吃药就不打针，能打针就不输液，能输液就不手术，这是所有人的心声，如果能吃食物而不吃药，当然就更好了。生活中我总是会被问道"医生，XX能吃吗，对乳腺好不好""医生，听说不能吃XX，因为吃了容易得乳腺癌"。现在，我就来帮女性朋友分析一下，生活中常见的食物到底对乳腺好不好。

这些食物能增加乳腺癌的发病风险吗

牛奶

20世纪90年代以来，有多项研究宣称过多饮用牛奶可能诱发女性乳腺癌、卵巢癌，男性前列腺癌等多种癌症。2004年10月发表在《新英格兰医学杂志》的一项研究指出，牛奶可能是女性乳腺癌的重要诱导因素。研究人员认为，大量饮用牛奶会增加人体中胰岛素样生长因子Ⅰ（IGF-Ⅰ）的水平。已经有多项研究表明，几乎每一种癌症都与IGF-Ⅰ有关，IGF-Ⅰ是促使癌细胞生长、繁殖的关键因素。事实上，喝牛奶能不能促进乳腺癌的发生、发展，取决于喝牛奶的量，以及喝哪种牛奶。在罹患乳腺癌的患者中，许多人有摄取过多高脂肪食物的习惯。

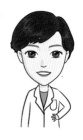

我个人认为，以喝牛奶来说，如果长期、大量喝全脂牛奶且缺乏运动，健康才有可能受到影响，若是适量喝低脂牛奶则不会有坏处。大量饮用牛奶仅是乳腺癌患者的共同点之一，并不能证明多喝牛奶就会诱发乳腺癌。以后再看到牛奶，女性朋友就不用纠结了，选择低脂牛奶且适量饮用，这种做法完全没有问题。

大豆

植物雌激素是天然存在于植物中的物质，主要包括异黄酮类（在黄豆和其他豆类中分布浓度高）和木酚素类（在多种水果、蔬菜和谷类制品中存在）。有研究显示，在亚洲女性中，较高的异黄酮摄入量（≥20mg/d）能使乳腺癌的发病风险下降29%。在西方女性中，富含大豆的饮食可预防乳腺癌的证据质量较低，大豆摄入与乳腺癌发病风险无关，大豆异黄酮的最高摄入水平也仅约0.8mg/d，可能不足以观察到作用。

脂肪

饮食中脂肪的摄入和乳腺癌发病风险之间的相关性还不明确。然而当比较脂肪摄入的两个极端时，可能对乳腺癌发病风险有轻度影响。一项研究发现，脂肪摄入最高和脂肪摄入最低的膳食类型与乳腺癌发病风险之间有明显关联。在女性健康倡导项目中的饮食调控组中，48 835例50~79岁的健康绝经后女性被随机分至干预组（第一年每月一次小组聚会，然后按每季度一次维持聚会，目的是减少脂肪摄入）或对照组（仅接收营养信息）。平均随访8.1年时，干预组未见到对乳腺癌发病风险的影响，脂肪摄入位于最高五分位数的女性，浸润性乳腺癌的发生率比最低五分位数的女性高11%~22%。

小贴士

诱发乳腺癌的因素很多，目前临床患者的共同特点为肥胖、常吃高脂肪食物、营养过剩、缺少运动、有饮酒及吸烟习惯、长期熬夜等，这些都会使乳腺癌的患病概率升高。普通人想要防癌，应该健康饮食、规律运动；已经罹患乳腺癌的患者，在遵医嘱坚持治疗的前提下亦应注意保持健康的生活方式。

红肉/加工肉

少数研究显示，红肉摄入和绝经前乳腺癌有关，但是支持红肉摄入与乳腺癌相关的证据比红肉摄入与其他癌症相关的证据更弱。此外，还有研究显示，大量摄入富含红肉/加工肉、精制谷物、甜食和高脂乳制品饮食的女性中，其饮食对乳腺癌发病风险没有影响。所以，红肉/加工肉到底能不能影响乳腺癌的发病风险还存在争议。

这些食物能降低乳腺癌的发病风险吗

地中海饮食

地中海饮食的特征为富含植物性食物、鱼和橄榄油，可能减少乳腺癌的发病风险。有一项临床试验纳入了4 000多例60~80岁的女性，这些女性被随机分配到地中海饮食辅以特级初榨橄榄油组、地中海饮食辅以混合坚果组或对照饮食组（建议减少饮食中脂肪的摄入），主要结局为心血管疾病。研究者随访了4.8年，与对照组相比，地中海饮食辅以特级初榨橄榄油组女性的乳腺癌发病率更低；地中海饮食辅以混合坚果组女性的乳腺癌发病率有降低的趋势。当然，这项试验有一定局限性，需要更大型的研究来证实该试验的结果。

水果和
蔬菜

有关水果和蔬菜对乳腺癌发病风险影响的数据尚无定论，一些证据提示没有影响，而其他研究则提示它们可使乳腺癌发病风险轻微降低。

在一项纳入993 466例女性的前瞻性研究中，观察11～20年，发现水果和蔬菜总摄入量和乳腺癌的总体发病风险没有关联。然而，其他研究已表明，水果和蔬菜比例高的饮食可使乳腺癌发病风险降低。2010年的一项研究显示，大量摄入水果和蔬菜占主导的饮食可降低乳腺癌的发病风险。

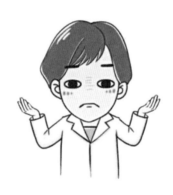

饮酒与乳腺癌有什么关系

你是否常在晚餐时饮酒？是否会在聚会开心时喝上几杯助助兴？人们总说"只喝这么一丁点儿酒不会有事的，放心喝吧"，但事实真的如此吗？根据2017年发布的《中国饮酒人群适量饮酒状况》白皮书，由于受悠久酒文化的熏陶，中国饮酒人数逐年增加，18~34岁人群是饮酒的主力军，尤其女性群体饮酒人数上升明显，被劝酒是主要原因。研究显示，目前中国男女饮酒比率分别为84.1％和29.3％，其中65％的人存在不健康饮酒的情况，而最主要的原因就是过量饮酒。

饮酒伤身，我国每年有成千上万人因过量饮酒而死，主要死亡原因有肝硬化、心血管疾病以及暴力、交通事故，这些死亡大多是可以避免的。

根据世界卫生组织《2014年酒精与健康全球状况报告》

- 每年与酒精有关的死亡约为330万例，占全球死亡总数的5.9％。
- 2004年的数据分别为250万例和3.8％。
- 过量饮酒不仅伤害自己的身体，还会对家人、朋友和陌生人造成伤害，孕妇饮酒还会危及胎儿的健康。

饮酒与乳腺癌的关系

说了这么多，大家最关心的可能还是饮酒与乳腺癌之间的关系。首先，目前国内外研究已经证实了饮酒是乳腺癌的危险因素之一，酒精会增加罹患乳腺癌的概率，且能够促进肿瘤的生长和转移。其次，美国一项超过10万名饮酒女性参与的研究显示，每天持续饮酒和/或过量饮酒均会增加乳腺癌的罹患与复发概率。最后，有研究表明，欧洲女性少量饮酒也可增加乳腺癌的发病风险，但未证实少量饮酒会增加中国女性乳腺癌的发病风险。为了你的健康，请根据自身情况量力而为，不饮酒或少饮酒。

喝多少才算过量

《中国慢性病及其危险因素监测报告2007》对过量饮酒作出了如下定义。

男性

一次饮酒超过5个标准饮酒单位即为过量饮酒。

- 约 125ml 高度白酒
- 约 175ml 低度白酒
- 约 3 瓶 /5 听啤酒
- 约 375ml 黄酒
- 约 750ml 葡萄酒

女性

一次饮酒超过4个标准饮酒单位即为过量饮酒。

- 约 100ml 高度白酒
- 约 150ml 低度白酒
- 约 2.5 瓶 /4 听啤酒
- 约 300ml 黄酒
- 约 600ml 葡萄酒

很多人认为，偶尔过量饮酒没什么问题，只要不成为酗酒者就好。但有研究表明，经常过量饮酒的人中很多已经是酗酒者了，或者是潜在酗酒者。

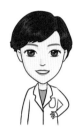

你是哪种类型的饮酒者

要找出你是否存在不健康的饮酒行为，请参考这些暗示你过量饮酒的征兆。

类型 1 ● 饮酒让你成为一个冒失的人

很多人知道，饮酒可以降低自控能力，人在醉酒后作出的一些决定或者行为，带来的后果可能远比感到尴尬严重得多。很多醉过酒的人会后悔地说"仅仅一次喝多了就会让生活变得非常糟糕"。根据世界卫生组织的数据，在烧伤和溺水的案例中，由于饮酒所致的占到60%，在摔伤和车祸中占40%，在所有性侵事件中占一半。

类型 2 ● 你偏好周末"放松一下"

如果你不随意饮酒，而是定期饮酒，比如在每个周末晚上，这可能会是一个非常明显的酗酒标志。暴饮可能引起血压升高，并干扰某些正在服用药物的作用。

类型 **3** • ## 你"悄悄"喜欢上了饮酒

你有没有告诉过自己"我再喝一两杯就不喝了",可是你还记得在此之前你已经喝了4杯甚至更多吗?和糖尿病、心脏病和其他健康问题一样,过量饮酒是渐进发展的,不要忽视你逐渐增长的酒量。如果你从不知道自己饮酒的极限在哪里,这可能是你过量饮酒的征兆。

类型 **4** • ## 你又一次喝断片儿了

酒精对不同人产生不同影响,这取决于你的基因、你最近吃了什么药,以及饮酒前你是否吃了一顿大餐(食物会减慢血液中酒精的吸收速度)。研究人员推测,酒精是通过干扰与记忆相关的一种叫作谷氨酸的关键大脑信使因子,从而影响了人的记忆,过量饮酒可能会让你断片儿。如果你曾经忘记了某次饮酒后发生的一些事情,比如你是如何回家的,直到你的朋友提醒才回忆起来,这时候你应该特别关注饮酒的问题了。

类型 **5** • ## 你对一些责任漠不关心

当你注意到你为了饮酒而开始忽视对你很重要的事情时,饮酒就不是一个简单的问题了,比如你在周末喝得太高兴了,而在周一早上感到很不舒服,因此找了借口不去上班。当饮酒优先于正常的日常生活时,你就已经处于一种非常危险的状态了。

类型 **6** • ## 你比过去更能喝了

我们偶尔会和朋友炫耀"我最近酒量见涨,喝几瓶不成问题",但这并不值得骄傲。如果最近你需要喝比过去更多的酒才能够感受到醉意,这表明你对酒精的耐受力已经增加,换种说法就是你的大脑正在适应酒精。虽然许多人认为高耐受性是一件好事,但实际上这可能表明你已经对酒精慢性成瘾了。

类型 **7** • 周围人似乎对你很担心

如果你害怕别人说你喝得太多了，这可能表明你已经喝多
了；如果你的家人、朋友或同事表示他们很担心你最近的
状态，那么是时候做一些改变了。首先，你要认识到你最
近喝了太多的酒；其次，你需要设定一些小目标，比如在
你去参加聚会活动之前告诉你的朋友，你最近身体不适，
只能喝一两杯酒，他们都会理解你，当别人劝酒时，你也
可以轻松地对下一杯酒说"不"。

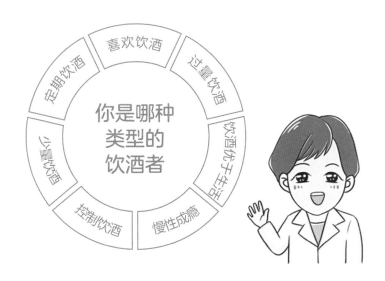

养成抗癌
好习惯

第二章

一张表就能看懂乳腺癌的危险因素

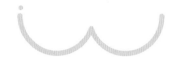

每一位女性都想知道什么因素会增加乳腺癌的患病风险，对比网络上有各种各样的观点，我来和大家分享一下美国癌症协会发布的增加乳腺癌患病的风险因素。

风险倍数	具体因素
>4.0	年龄>65岁（这个年龄可能并不适合中国女性） 病理检查明确的不典型增生 明确的*BRCA1/BRCA2*基因突变 乳腺原位癌 乳腺钼靶检查判断为致密型乳腺 40岁以前患过乳腺癌 2个或2个以上一级亲属相对年轻时诊断过乳腺癌
2.1~4.0	40岁以后患过乳腺癌 绝经后雌激素或者睾酮水平高 接受过高剂量胸部射线 1个一级亲属患有乳腺癌
1.1~2.0	饮酒 使用己烯雌酚 初次月经来潮年龄<12岁 个子高 社会经济地位高 晚于55岁绝经 未哺乳 未生育 绝经后肥胖 曾患子宫内膜癌或卵巢癌 乳腺增生（导管增生、纤维瘤） 绝经后使用雌/孕激素制品 近期使用过口服避孕药

特殊解释

风险
倍数

">4.0"是指具有某项风险因素的女性比没有此项风险因素的女性患乳腺癌的风险高4.0倍。比如有明确的*BRCA1/BRCA2*基因突变女性的患病风险是没有基因突变女性的4.0倍以上。

乳腺
原位癌

曾患原位癌的女性，再次患乳腺癌的风险比未患过原位癌的女性高4.0倍以上。

首先，大家必须明确一点，存在某些风险因素不代表就一定会患乳腺癌，研究人员通过对大量患乳腺癌女性和非乳腺癌女性的数据进行统计后发现，表中的风险因素在患乳腺癌的女性中更常见。即便是不存在表中任何一项风险因素的女性也有可能患乳腺癌，只是风险低于存在风险因素的女性而已。

其次，这个表中所列的风险因素依据的是美国女性的数据。我国女性有自己的乳腺癌发病特点，比如发病率是美国女性的一半，高发年龄比美国女性提前5~10年等。

最后，和大家分享这个表的主要目的是希望女性朋友保持健康的生活方式，按时体检，不要谈"癌"色变，过度恐慌。

如何科学保护乳房

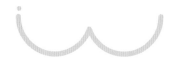

　　人们对癌症的恐惧，往往是避而不谈，总是得了病才开始焦急地问东问西。然而，对于疾病，预防远比治疗重要得多。乳房是器官，是性征，是美丽，可乳腺癌让很多女性活在痛苦的深渊中，那女性应该如何科学保护乳房呢？

健康的饮食

　　在保证饮食均衡、健康的基础上，女性朋友可以适量摄入富含微量元素的食品并根据身体情况适当增加或者减少脂肪的摄入。矿物质中的硒和钼有抗癌作用，含硒的食品有蘑菇、大蒜、洋葱、小米、玉米等；含钼的食品有黄豆、扁豆、萝卜等。可以适当多选择具有辅助抗癌作用的食物，如海藻、紫菜、胡萝卜、香菇、木耳、豆类、黄花菜、芦笋等。注意改善饮食习惯和烹调方法，不吃被霉菌、毒素污染的食物以及烧焦、烟熏、腌制、高盐食品；减少浓茶、酒精、咖啡等刺激性饮品的摄入；尽可能戒烟并远离二手烟，以上这些对乳房健康非常重要。

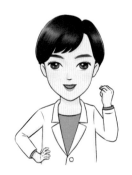

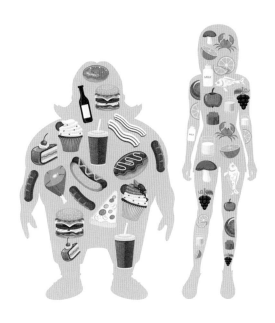

良好的心态

现代女性承担着家庭和工作的双重压力，除了健康饮食外，女性朋友还要学会控制自己的情绪，保持愉快的心情。尽量保持积极、阳光的生活态度和稳定的精神状态，避免情绪大起大落。

在此和大家分享一个我常用的小技能：当遇到令人烦闷、忧虑、气愤或者其他各种不开心的事情时，我会选择玩一会儿自己喜欢的游戏，或者放下手机、离开电脑，找人聊聊天、出门走走、做一些自己喜欢并且擅长的事，这样我很快就能平复情绪了。

规律的作息

有些女性朋友经常熬夜加班或者看剧，其实保持规律的作息、早睡早起，对保持身体健康非常重要。

适宜的体重

由于肥胖可刺激脂肪细胞释放更多的雌激素，雌激素的升高又与乳腺癌的发生、发展相关，所以保持适宜的体重对于女性朋友来说就显得尤为重要。

世界卫生组织提出的标准体重计算方法在女性为：[身高（cm）-70]×60%=标准体重（kg），标准体重±10%为正常体重；标准体重±10%~20%为体重过重或过轻；标准体重±20%以上为肥胖或体重不足。比如一位身高160cm的女性，标准体重为（160-70）×60%=54（kg），正常体重范围是48.6~59.4kg。如果体重在43.2~48.6kg或者59.4~64.8kg就是体重过轻或者过重；如果体重低于43.2kg或者高于64.8kg就是体重不足或者肥胖。

我们可以根据自己的计算结果，用健康的方式，如适量运动、健康饮食等，有目的地将体重调整至适宜范围。

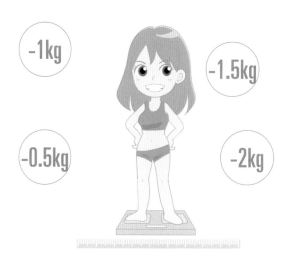

合适的内衣

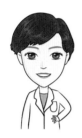

内衣的材质、松紧度以及穿着时间共同影响着乳房附近的淋巴回流情况。人体85%的淋巴液都将流经乳房，流入腋下淋巴结。过紧的内衣及外衣将阻碍淋巴回流，影响体内毒素的清除。此外，穿着内衣还可使体内褪黑素水平下降60%，而褪黑素是调节睡眠周期的重要激素，它被证明有抗癌作用，因此建议女性在夜间睡觉前应脱掉内衣。

尽管存在争议，但国外有研究显示，发生乳腺癌的概率会随着穿着内衣的紧度和时间的增加而增加，每天24小时穿着内衣的女性比每天内衣穿着时间小于12小时的女性患乳腺癌的概率高。因此，在这里建议女性朋友穿着材质舒服、松紧适宜的内衣，睡前可以轻柔按摩乳房5～10分钟以促进血液循环和淋巴回流。

!

睡觉时要记得脱掉内衣，尽量侧卧或者仰卧，不要趴着睡觉哦。

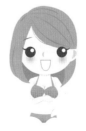

适当补充维生素 D

已有研究证明，维生素D可在一定程度上预防乳腺癌的发生。补充维生素D最健康、安全的方法就是晒太阳，但是所有的事情都要有个度，我们要在不晒伤自己的前提下适当沐浴阳光。除此之外，大多数人需口服维生素D补充剂，建议每天口服5 000～10 000IU的维生素D。

慎用雌激素及其制品

女性朋友要尽量避免激素类药物对乳房的影响。尽管口服避孕药所含激素量很低，但长期服用仍会增加患乳腺癌的危险性。选择合适的避孕措施能够避免意外妊娠对乳房的刺激。

一些即将绝经或者已经绝经的女性朋友可能因为一些身体不适或者为了保持皮肤的滑嫩而或多或少地服用一些雌激素及其制品。

研究表明，对于绝经后女性，激素水平增加与乳腺癌风险增加有关，绝经期激素替代治疗与乳腺癌之间也存在着因果关系。爱美之心，人皆有之，然而激素的使用一定要在专业医生的指导下进行。

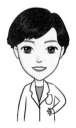

乳房自我检查 + 乳腺癌筛查

平时应该选择固定的时间进行乳房自我检查，发现问题及时到医院就诊。根据国内外医学指南以及医生的临床经验，建议20岁以上普通女性定期到医院进行乳腺癌筛查，乳腺癌高危人群需缩短筛查间隔，这将有助于乳腺癌的早期发现、早期诊断、早期治疗。

婚姻

很多女性在学习、工作和生活压力的影响下不得不推迟结婚和生育的年龄，甚至选择不婚或不生育，这些处理方法都是不利于乳房保健的。正确处理婚姻、生育也是乳房保健的重要内容（乳腺癌的发生与独身、结婚晚、不生育、不哺乳或初产年龄大等因素密切相关）。

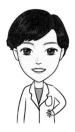

研究表明，随着医学研究的发展和医疗技术的进步，癌症中的相当一部分是可以预防的。女性朋友应该提前了解和乳房相关的健康知识，学会科学保护乳房、科学预防癌症，这是远离癌症的重要途径。

肿瘤的三级预防

● 一级预防

又叫病因预防。其目标是防止癌症的发生。采取预防措施，并针对健康机体采取加强环境保护、适宜饮食、适宜体育锻炼等方式，以增进身心健康。

● 二级预防

又叫临床前期预防、"三早预防"。目标是防止初发疾病的发展。采取"三早"（早期发现、早期诊断、早期治疗）措施，以阻止或减缓疾病的发展。

● 三级预防

是已经明确肿瘤诊断的患者在临床期的预防或康复性预防。目标是防止肿瘤病情恶化，防止残疾。采取多学科综合诊断和治疗，正确选择合理甚至最佳的诊疗方案，以尽力恢复功能、促进康复、提高生活质量，甚至让肿瘤患者重返社会。

这些锻炼能让乳房更健康

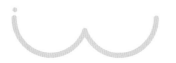

经常有女性朋友在体检中发现乳房有良性结节，一般我会告诉她们这种情况不用处理，也不用吃药，定期复查就可以，但要注意保持心情愉悦、多锻炼。那么，哪些锻炼能使乳房更健康呢？

全身有氧运动

有氧运动是指人体在氧气充分供应的情况下进行的体育锻炼。即在运动过程中，人体吸入的氧气与需求相等，达到生理上的平衡状态。2018

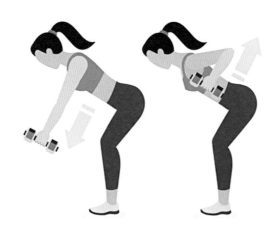

年11月，《美国医学杂志》发表了最新的《美国居民运动指南》。对于成年人，每周中等强度有氧运动150～300分钟或者高强度有氧运动75～150分钟或者这两种强度的运动组合能够有最大的健康获益。同时还建议成人一周进行2次肌肉力量训练。

通过有氧运动，氧气能充分"燃烧"体内的糖分，还可消耗体内的脂肪、增强心肺功能、调节心理和精神状态、调节相关激素，进而保护乳房健康。常见的有氧运动包括慢跑、骑自行车、游泳、各种球类运动等。

锻炼胸大肌的运动

胸大肌是位于乳腺后方的肌肉，时常锻炼胸大肌，可以使胸大肌增厚，相当于从后方垫高乳房，让乳房看起来更加挺拔，但目前没有研究证明锻炼胸大肌可以降低乳腺癌的发病率，或者减少乳腺增生的发生。常见

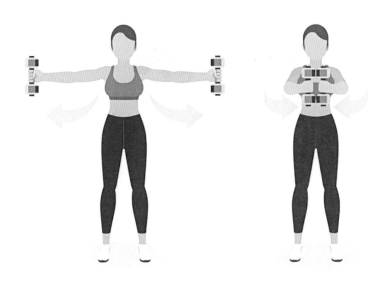

的锻炼胸大肌的运动有平板杠铃卧推、上斜杠铃卧推、平板哑铃飞鸟、上斜哑铃飞鸟、下斜哑铃飞鸟、平板哑铃卧推、上斜哑铃卧推等。由于胸大肌的锻炼方法比较复杂，建议感兴趣的女性朋友在专业人士的指导下进行，避免运动损伤。

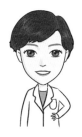

总体来说，能调节情绪、放松心情的锻炼，均能使乳房更加健康，但是我们也需要明白，运动对于乳房健康只能起到一定的调节作用，并不能起到决定性作用。规律的运动带来的更多是全身的健康获益，如减轻体重、增强体质、延缓衰老等。

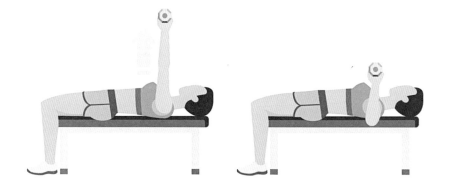

性价比最高的健康改善方法

随着低碳出行理念的推广和步数排行榜在各大社交软件中的流行，步行已经成为越来越多人运动健身的新选择，但你知道步行的好处和正确的方法吗？

步行究竟有哪些好处

〈 步行可以减少慢性病的发病风险 〉

已经有很多研究证实步行对于健康的重要作用：《新英格兰医学杂志》曾发表数据称，规律的适量步行（每周至少5天，每次不少于30分钟）可以降低30%罹患心血管疾病的风险；美国《自然》杂志也曾报道，每周3次45分钟以上的步行可以帮助60岁以上人群预防阿尔茨海默病，每周步行7小时以上可以降低20%罹患乳腺癌的风险。更有研究显示，规律步行可使舒张压降低11个百分点，从而减少20%~40%的脑卒中发病风险。

〈 步行可以帮助调节情绪 〉

国外的研究者将步行比做"零卡路里的黑巧克力"，即没有任何能量摄入，却能像黑巧克力一样愉悦身心。研究表明，规律的步行会对人体神经系统产生强大的调节作用，从而有效减少愤怒、敌对等负面情绪的产生，走路过程中适当的日光照射更被认为是治疗季节性情感障碍（又称冬季忧郁症）的天然良药。

怎样走更健康

〈 走多少 〉

为了冲击步数排行榜而暴走的做法是完全不可取的，过量行走会加重关节的负担，造成不必要的损伤。《中国居民膳食指南（2016）》建议成年人每天步行6 000步以上，即轻负荷锻炼30分钟左右，可循序渐进，逐步加量，心血管疾病及关节病患者应适当减少每日活动量。

〈 怎么走 〉

健康步行要做到以下几点：①准备一双舒适的运动鞋。②锻炼前充分热身，拉伸肌肉，放松关节。③步行前及步行过程中注意补充水分及能量。④保持正确的步行姿势：抬头挺胸，保持颈部与肩膀放松；手臂自然前后摆动带动步伐；迈步时脚跟着地，随后脚尖用力推动前进；规律换气，每走3~5步换气一次。

以上方法同样适用于乳腺癌患者，大家可以根据自己的身体状况进行运动。术后患者可以适当减少运动量，随着身体的恢复再逐渐增加运动量。

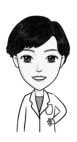

如何进行乳房自我检查

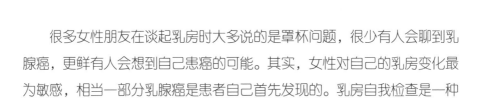

很多女性朋友在谈起乳房时大多说的是罩杯问题，很少有人会聊到乳腺癌，更鲜有人会想到自己患癌的可能。其实，女性对自己的乳房变化最为敏感，相当一部分乳腺癌是患者自己首先发现的。乳房自我检查是一种简单易学的检查方式，同时也是发现乳腺癌的方法之一。

乳房自我检查时要注意什么

在月经前期，一些人会感受到乳房的微妙变化，如比较常见的胀痛，这个时候并不是乳房自我检查的最好时机。建议女性朋友每月进行一次乳房自我检查，绝经前女性应选择月经来潮后7～14天进行；绝经后女性可固定选择某个日期进行，例如绝经前女性选择每次月经来潮后第10天进行检查，绝经后女性选择每月1号进行检查。在进行乳房自我检查时，应特别留意乳房有无变化，如是否触及新发肿物、既往存在的肿物大小有无变化等情况。

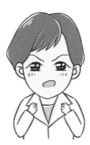

乳房自我检查的方法

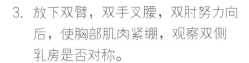

对镜检查

1. 洗澡前，面对镜子脱去上衣，观察两侧乳房的外形有无变化。

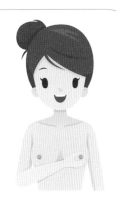

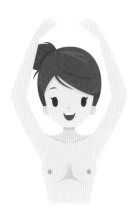

2. 将双臂高举过头，仔细观察两侧乳房的形状及轮廓：表面皮肤有无红肿、皮疹、皮肤褶皱、凹陷，或橘皮样改变；观察乳头是否有抬高、回缩、凹陷，是否有溢液。观察两侧腋下是否一样，有无隆起。

3. 放下双臂，双手叉腰，双肘努力向后，使胸部肌肉紧绷，观察双侧乳房是否对称。

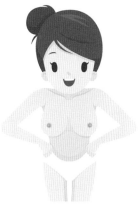

平卧触摸

1. 对镜检查后平卧于床上，在肩背部下放一薄枕，使胸部前凸。

2. 将右手放在耳侧，用左手检查右侧乳房。将左手四指并拢，平放在右侧乳房上，用指端检查乳房各部位是否有肿块或其他改变。用指腹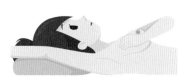缓慢、轻柔、稳定地触摸整个乳房，按照顺时针或逆时针方向逐渐移动检查，从乳房外围起至少环绕三圈，直至乳头。也可采用上下方向或放射状检查，但应注意不要遗漏任何部位。重点检查右侧乳房外上部分，同时检查右侧腋下淋巴结有无肿大。用拇指和示指轻轻挤压右侧乳头，观察有无乳头溢液。如发现有混浊的、微黄色，或血性溢液，应立即就医。

3. 将左手放在脑后，右手以同样方法检查左侧乳房。

   检查肿物时切忌用手指抓掐，因为抓掐所得的肿物可能为正常乳腺组织。如果按照上述方法触摸到乳房肿物，不用惊慌，因为有些自认为触及的肿物实际上是正常的乳腺组织。遇到这种情况，建议女性朋友及时就诊，明确诊断，以免引起不必要的惊慌、焦虑或者延误病情。

   乳房自我检查虽然能够发现乳房肿物，但非专业人士却无法明确多数肿物（尤其是直径2cm以内的肿物）的性质，因此建议女性朋友定期至医院做乳腺癌筛查，为自己加一份健康保障。

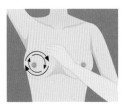 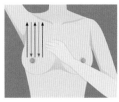 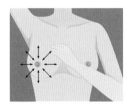

如何安排乳腺癌筛查

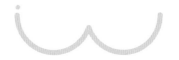

根据最新的数据，乳腺癌的5年生存率已经从过去的70%多增加到83.2%，这一数据的改善除了与治疗手段的发展有关外，还与我国逐渐开展的乳腺癌筛查有关，乳腺癌是一种适合筛查的癌症。

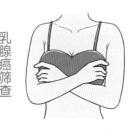

乳腺癌筛查

为何说乳腺癌是适合筛查的癌症

判断一种癌症是否适合筛查，要看它是否满足两个条件，一个是检查方法的准确性；另一个是拟筛查的恶性肿瘤具有生长、发展较缓慢的生物学特点，使医生有足够的时间在其还未发生癌症浸润或转移之前将其检出。因为癌症一旦发展至浸润性癌或已有转移，其治疗效果就会受到很大影响。目前世界卫生组织推荐各国进行乳腺癌筛查，因为乳腺癌恶性程度相对较低，生长、发展较为缓慢，应用现已建立的医学检查方法就可以做到早期发现、早期诊断。

开展乳腺癌筛查的意义

乳腺癌筛查可以发现无症状的早期患者。早期治疗是提高乳腺癌治愈率、降低死亡率的关键。乳腺癌在Ⅰ期就能通过普查检查出来，此时患者只需要做一个很小的手术就能够解决问题，手术带来的损伤很小，而且治疗费用相比Ⅱ、Ⅲ期乳腺癌大大降低。这不仅保全了患者的健康甚至生命、减少了患者个人的医疗费用支出，也为国家节约了有限的医疗资源，所以说进行乳腺癌筛查是一项利国利民之举。

参加乳腺癌筛查的好处

专业的乳腺癌筛查，不论筛查工具的选择、专业人员的培训以及操作流程、技术标准都有严格规定，能保证筛查工作的质量，使筛查的效益得到充分体现。参加筛查的女性，如果能够按规定时间间隔一年或一年半做检查，就能够免除乳腺癌的威胁，防患于未然。参加筛查的主要好处如下。

参加乳腺癌筛查的好处

可以大幅提高治愈率
Ⅰ期乳腺癌主要由筛查检出，其5年存活率可以达到90%以上。

免受化疗之苦
早期乳腺癌可以施行破坏性较小的手术，大多数患者可免受化疗之苦。

节省医疗费用
不需要化疗甚至靶向治疗，医疗费用会大幅降低。

治疗效果好
早期诊断出的乳腺癌，绝大多数可取得比较理想的治疗效果，保存了乳房、改善了生活质量，给患者带来难以形容的心理安慰。对于现代女性来说，保留乳房不亚于赋予其第二次生命。

如何进行乳腺癌筛查

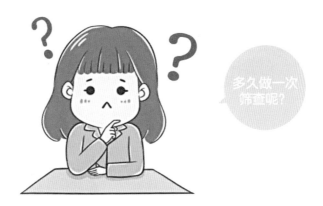

对于没有乳腺癌症状和体征的女性，美国癌症协会有如下推荐。

20～39岁：若无症状、临床乳腺查体阴性、无高危因素，建议每1～3年行临床乳腺查体并提高乳房自我健康保护意识，可自愿进行检查。

40～49岁：每年进行1次乳腺X线检查，推荐与临床体检联合，对致密型乳腺推荐与B超检查联合。

50～69岁：每1～2年进行1次乳腺X线检查，推荐与临床体检联合，对致密型乳腺推荐与B超检查联合。

70岁或以上：每2年进行1次乳腺X线检查，推荐与临床体检联合，对致密型乳腺推荐与B超检查联合。

乳腺癌高危人群：提前（于20～40岁）进行筛查，推荐为每年1次，筛查手段除了应用一般人群常用的临床体检、彩超和乳腺X线之外，推荐应用MRI等新的影像学手段进行检查。高危人群的定义：有明显的乳腺癌遗传倾向者；既往有乳腺导管或小叶中重度不典型增生者；小叶原位癌患者；既往行胸部放疗者。

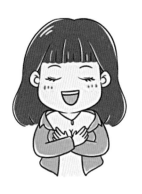

每年检查一次，每年的今天，我都在做乳腺检查！

由于中国女性相对外国女性乳腺腺体更加致密，乳腺X线对致密型乳腺的检查效果不好，因此，我更加推荐中国女性行超声筛查，辅以乳腺X线筛查。

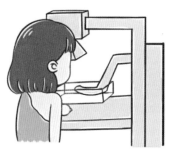

X线对年轻、致密型乳腺组织的穿透力较差，一般不建议对40岁以下、无明确乳腺癌高危因素，或临床体检未发现异常的女性进行乳腺X线检查。

由于乳腺癌的发病年龄以45～50岁和60～65岁为多，因此对于成年女性来说，尤其是45岁以上的女性，每年做一次专业的乳腺癌筛查是非常必要的。

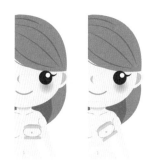

！

特别提醒：检查结果要妥善保存、做好对比，及时发现问题，及时治疗。

筛查没问题就可以放心吗

很多女性在乳腺科就诊时会这样问医生："我半年前刚做过检查，那时候没查出问题，现在为什么有问题了？"半年前检查没发现问题可能是因为当时情况轻微，疾病不足以被仪器检测到，而随着时间的变化，问题逐渐凸现出来。能够每时每刻监测自己身体的只有我们自己，稍加留意，我们就能察觉到身体的一些变化，从而发现健康问题。

每个人的乳房都是不一样的，有些人的乳房可能是一侧大一侧小，也可能两侧形状不同，还有些人可能有乳头内陷等问题。无论是什么情况，我们都应该熟悉自己乳房的形态和手感，定期进行乳房的自我检查。当你洗澡时注意观察自己的乳房，当涂抹沐浴乳时注意乳房手感的变化，甚至在穿衣服时也可以进行简单的检查。你可以选择任何合适的时机和方法进行自我检查，自我检查时要关注乳房、腋下出现的变化。

"我摸到肿块了"是最常见的乳腺癌患者的主诉，但是还有一些其他的症状需要引起我们的注意。

- 乳房局部增厚或者肿胀。
- 乳房皮肤出现"酒窝"。
- 乳房皮肤变红或者局部皮肤、乳头明显脱皮。
- 新出现的乳头内陷。
- 乳头溢液。
- 乳房形态发生变化。

当然，如果发现乳房出现了以上变化，你也不要过于担心，因为多数乳房变化不是由乳腺癌引起的，但是要尽快去医院就诊，排除乳腺癌的可能。

有乳腺癌家族史，如何预防乳腺癌

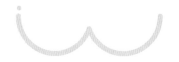

时常有年轻的朋友问我，"我有乳腺癌家族史，平时要注意些什么呢？有必要预防性切除乳房吗？"现在，我来为大家详细解答一下这个问题。

存在下列三种情况之一者即被认为是乳腺癌高危人群。

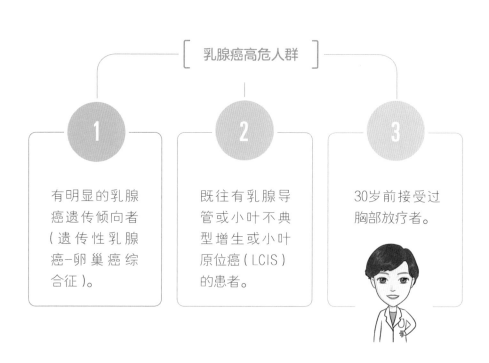

乳腺癌高危人群

1 有明显的乳腺癌遗传倾向者（遗传性乳腺癌-卵巢癌综合征）。

2 既往有乳腺导管或小叶不典型增生或小叶原位癌（LCIS）的患者。

3 30岁前接受过胸部放疗者。

1 有明显的乳腺癌遗传倾向者（遗传性乳腺癌-卵巢癌综合征）。

（1）具有血缘关系的亲属中有*BRCA1/BRCA2*基因突变携带者。

（2）符合以下一项或多项条件的乳腺癌患者容易再发乳腺癌：发病年龄≤45岁；发病年龄≤50岁并且有1个及1个以上具有血缘关系的近亲为发病年龄≤50岁的乳腺癌患者，和/或1个及1个以上的近亲为任何发病年龄的卵巢上皮癌/输卵管癌/原发性腹膜癌患者；单个个体患2个原发性乳腺癌，并且首次发病年龄≤50岁；发病年龄不限，同时有2个或2个以上具有血缘关系的近亲为任何发病年龄的乳腺癌和/或卵巢上皮癌、输卵管癌、原发性腹膜癌患者；具有血缘关系的男性近亲患有乳腺癌；合并卵巢上皮癌、输卵管癌、原发性腹膜癌的既往史。

（3）卵巢上皮癌、输卵管癌、原发性腹膜癌患者。

（4）男性乳腺癌患者。

（5）具有以下家族史者：具有血缘关系的一级或二级亲属中符合以下任何条件；具有血缘关系的三级亲属中有2个或2个以上乳腺癌患者（至少有1个发病年龄≤50岁）和/或卵巢上皮癌、输卵管癌、原发性腹膜癌患者。

2 既往有乳腺导管或小叶不典型增生或小叶原位癌（LCIS）的患者。

3 30岁前接受过胸部放疗者。

注 | 一级亲属是指父母、子女以及同父母的兄弟姐妹。
二级亲属是指祖父母、外祖父母、叔（伯）、姑、姨、舅等。
三级亲属是指表兄妹或堂兄妹。

对于有乳腺癌家族史的高危人群，医生建议行*BRCA1/BRCA2*基因检测。由于基因检测价格昂贵，国内尚未普遍开展，因此目前只有少部分遗传性高危人群做了此项检测。

对于没有条件进行基因检测或者基因检测结果为阴性的女性，国内专家普遍不建议预防性切除乳房，而是建议在20岁以后开始进行规律的乳腺癌筛查。

*BRCA1*基因突变者患乳腺癌的终生风险（70岁）是55%～70%，*BRCA2*基因突变者为45%～70%。举个例子，著名影星安吉丽娜·朱莉的母亲在50岁以前患了乳腺癌，朱莉便进行了基因检测，结果显示朱莉携带*BRCA1*突变基因。她的医生综合各种因素，预测朱莉患乳腺癌的风险为87%，患卵巢癌的风险为50%。于是，朱莉选择了预防性双侧乳腺以及卵巢切除术。

检测发现 *BRCA1/BRCA2* 基因突变阳性应该怎么办

携带*BRCA1/BRCA2*突变基因，不管是否行预防性乳房切除，均可能将突变基因遗传给后代，因此携带*BRCA*突变基因者，其后代也需要进行基因检测明确有无突变基因。预防性乳房切除可以杜绝乳腺癌的发生，将乳腺癌扼杀在摇篮中。

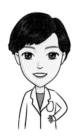

但是目前在我国，预防性乳房切除在医学伦理以及法律上均存在争议，因此乳腺癌的筛查就显得更为重要。希望随着时代的发展、法律的完善，医生和患者能够拥有更多的选择。

十个妙招帮你远离乳腺癌

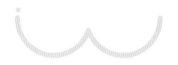

前面我们已经介绍了很多预防乳腺癌的方法，比如饮食、生活习惯调整、运动以及自我检查、常规筛查等，在这里给大家较为全面地总结一下预防乳癌的十个妙招。

了解自己乳腺的致密程度

乳腺致密程度是根据乳腺腺体和脂肪的比例划分的，腺体比例越高，乳腺越致密。乳腺致密程度无法通过自己触诊判断，需要通过乳腺钼靶检查进行评估（一般建议40岁以上的女性进行乳腺钼靶检查）。在进行乳腺钼靶检查时，乳腺致 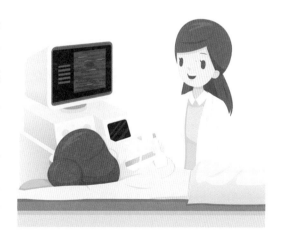 密程度越高的女性，越难以发现结节的存在，所以一般需要联合超声检查以提高检出率。也有研究认为，乳腺致密程度越高，患乳腺癌的概率越大。

密度

有的女性乳房因为含有较多的乳腺腺体而显得致密，所以在做乳腺钼靶检查时很难准确地发现肿块或肿瘤，这是因为致密的乳腺组织和癌症病灶在X线下都显示为白色。由于丰满的乳房意味着患癌风险略高，所以乳腺密度极高的女性应该向医生咨询进一步的磁共振或超声检查。

运动起来

运动可以降低乳腺癌的患病概率，美国女性健康提倡协会发现，每周运动1.25~2.5小时的女性患乳腺癌的概率降低18%。

运动降低乳腺癌患病概率的原理主要有两个，首先运动能够帮助女性控制体重。美国癌症协会研究发现，在18岁后体重增加9.5~13.5kg的女性比体重增加低于2.5kg的女性患乳腺癌的概率增加40%。对于绝经后女性来说，脂肪是雌激素产生的主要来源，BMI越高的女性体内脂肪占比越高，产生的雌激素也就越多，而雌激素是诱发乳腺癌的重要原因之一。其次，运动可以调节雌激素的代谢，有研究显示，运动的女性体内"好的"雌激素比例高于不运动的女性，"坏的"雌激素会提高乳腺癌的发病可能。

!

当然，运动要适量，建议女性朋友可以每天运动30分钟，每周运动5天，运动方式可以是散步、慢跑等。

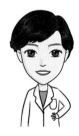

了解自己的肿瘤家族史

虽然遗传导致的乳腺癌占比低于10%，但我们依然要了解自己的肿瘤家族史。不仅要了解女性亲属的，男性亲属的肿瘤病史也很重要（父母、兄弟姐妹、孩子、姑叔姨舅，甚至祖父、外祖父辈等）。不仅要了解乳腺癌病史，其他肿瘤的病史也需要了解，因为相关的基因突变不仅会导致乳腺癌，也可能导致卵巢癌、胰腺癌、前列腺癌等。有肿瘤家族史的朋友可能需要进行基因检查。

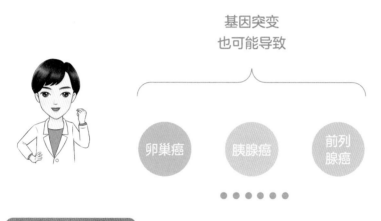

基因突变
也可能导致

卵巢癌　胰腺癌　前列腺癌

尽量避免暴露于辐射

电离辐射会导致基因突变，从而增加患癌的风险。普通人似乎除了接受放疗时会受到相对大剂量的辐射外，其他时候暴露于辐射的可能性很小。胸部曾经接受过放疗的女性患乳腺癌的概率增加，接受辐射的剂量越大、接受治疗时年龄越小，患乳腺癌的风险越大。一些影像学检查，比如CT、X线检查也存在辐射，但是剂量对正常人而言是安全的，所以并不需要因为惧怕接触辐射而拒绝一切有辐射的检查。比如，女性40岁以后应该接受乳腺钼靶检查，钼靶的辐射剂量很低，如果因为惧怕辐射而拒绝检查，最后可能得不偿失。

减少激素的摄入

除去避孕药会增加患乳腺癌的风险外，还有些女性因为疾病原因需要接受雌激素或者孕激素治疗，此时就需要与专业的医生探讨最低有效剂量，尽量降低激素类药物对乳腺的影响。

母乳喂养

很多人以前可能听过"母乳喂养对孩子有益"的说法，现在我们应该知道的是"母乳喂养对母亲也有益"。母乳喂养是目前明确能够降低乳腺癌患病风险的因素之一。多个研究明确报道，母乳喂养12个月以上的女性患乳腺癌的风险降低。

健康饮食

关于健康饮食的内容，我们已经进行了专门的阐述，在此提醒大家在注重健康饮食的基础上，一定要减少酒精的摄入。

规律筛查

"早发现、早诊断、早治疗"，这是能够提高肿瘤患者预后的重要原则。

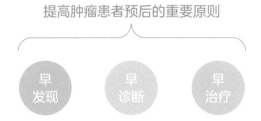

提高肿瘤患者预后的重要原则

早发现　　早诊断　　早治疗

高风险人群的预防措施

大家可能听说过美国影星安吉丽娜·朱莉在检测出自己携带*BRCA*突变基因后，为避免患乳腺癌而进行了双侧乳腺切除。除了预防性切除外，还有其他的选择，比如药物预防，或者进行更密切的筛查，如每年进行乳腺MRI和乳腺钼靶检查。

乳腺癌患者防复发

通过合理的饮食、适量的运动、保持健康体重、定期复查等多种手段，能够帮助预防乳腺癌的复发。已经被诊断为乳腺癌的患者一定要完成医生建议的治疗，并且根据医生的建议定期复查。

乳腺癌的危险因素

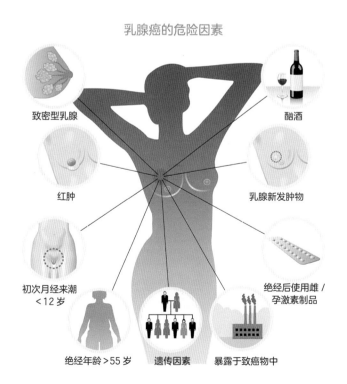

致密型乳腺

酗酒

红肿

乳腺新发肿物

初次月经来潮
<12岁

绝经后使用雌／
孕激素制品

绝经年龄>55岁

遗传因素

暴露于致癌物中

一份国际认证的防癌食谱

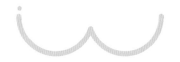

　　你可能和我一样，听到过类似"吃XXX（比如西红柿、花椰菜，或者其他一些食物）可以降低患癌风险"的说法，虽然很诱人，但细想之下便可知，在这个世界上，没有任何一种食物可以孤立地发挥它的作用。那么，如何才能科学地通过食物来降低患癌风险呢？

　　美国环境工作组织（EWG）在总结了多个高质量的研究结果后，最近推出了一种名为"防癌饮食"的新型饮食方法，它推荐了一些最佳食物，通过把这些食材进行一定量的组合，再加上不同的烹调方法，可以尽可能地降低患癌风险。基于这种新的饮食方法，EWG营养学家帮助大家制订了一份科学抗癌食谱，包括一天中的早餐、午餐、晚餐以及小吃和饮料。多达90%的炎症都与癌症或癌前病变相关，这份食谱可以帮助逆转炎症，阻止它们向癌症转化。

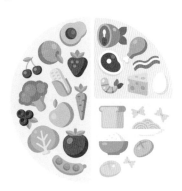

抗癌早餐

　　用红色或橙色蔬菜（如西红柿、胡萝卜或甜椒）和切碎的深绿色蔬菜（如菠菜或花椰菜）炒鸡蛋；外加一份水果（如葡萄柚、哈密瓜或黑莓）。

| 素食主义者 | 新鲜当季水果（蜜桃或蔓越莓等）+坚果（核桃或杏仁切片）+燕麦片。 |

| 进阶指南 | 想要促进蔬菜中类胡萝卜素和暗绿色素的吸收，只需要加一茶匙橄榄油或者一汤匙奶酪就可以了。 |

抗癌午餐

玉米薄饼配上烤低汞鱼（如鳟鱼或鳕鱼）和营养沙拉（花生、卷心菜或白菜、豌豆、葱或洋葱）；外加一份水果（如橙子、西瓜或蓝莓）。

| 素食主义者 | 营养沙拉（花生碎或葵花籽、卷心菜或白菜、豌豆、香菜、葱）+水果。 |

| 进阶指南 | 用紫甘蓝来增加食谱中植物化学素的多样性，这是一种很好的花青素（一种抗氧化剂）的来源；和卷心菜、白菜一样，紫甘蓝也是食物中氰酸的丰富来源。 |

抗癌晚餐

扁豆汤，配洋葱、芹菜、胡萝卜、西红柿、深绿色蔬菜（菠菜或紫甘蓝），加上黑胡椒以及各种香料；外加一份水果。

| 进阶指南 | 黑胡椒中的一种化合物可以帮助提高蔬菜中类胡萝卜素的生物利用度，所以不要忘记洒上一些。 |

零食

吃零食是对营养素"查漏补缺"的好时机，一份合格的零食要包括水果或蔬菜，以及一些优质的脂肪和蛋白质。下面是一些已经搭配好的零食清单。

零食
清单

- 核桃 + 李子
- 红甜椒 + 鹰嘴豆泥
- 梨 + 植物黄油
- 黄瓜片 + 鲑鱼
- 纯酸奶 + 浆果
- 小份营养沙拉（包括绿色蔬菜、豆类和一些优质的脂肪，如牛油果、坚果或橄榄油）

饮料

适量摄入茶和咖啡已经被证明具有抗癌的功效，这得益于它们丰富的抗氧化剂水平。但是有一个非常重要的警告：不要用大量的糖或含有反式脂肪的奶精来搭配茶或咖啡，这两种东西如果过量摄入可能增加癌症的风险。

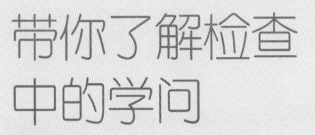

带你了解检查
中的学问

第三章

乳腺超声提示有血流可怕吗

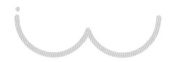

　　乳腺超声是目前我国最常用的乳腺影像学检查方法，不管是普通体检还是乳腺专科检查，几乎每位女性都会做乳腺超声检查。我在门诊经常遇到一些患者，拿着乳腺超声结果焦虑地问："医生，我这个乳腺结节有血流，是恶性的吗？需要切除吗？"这里就给大家讲讲乳腺超声提示有血流是怎么回事，BI-RADS分类又是什么意思。

超声提示血流

> **检查所见**
>
> 右乳10点方向距离乳头3cm处可见低回声结节，大小约2cm×1.5cm，边界清晰，内回声均匀，分叶状，结节内探及血流。
>
> **检查提示**
>
> 右乳结节，BI-RADS 3类，考虑纤维腺瘤？

　　我们暂且不管这个结节是什么性质，先考虑一下为什么这个结节会有血流。正常乳腺内也是有血流的，因为乳腺的腺体、脂肪、皮肤都是需要营养的，而血流就是为这些组织提供营养，血流会将营养输送到任何需要的地方，包括乳腺结节。

当结节比较小的时候，所需要的营养量就比较少，提供营养的血流会很细或者流动速度很慢，超声并不能探及，所以报告上就不会有血流的提示。有些结节超声会提示有血流，主要是因为结节较大，需要的营养多，血流会变粗或者流动速度加快，在超声下显示就很明显。

恶性结节在超声下更容易探及血流，因为恶性结节生长更快速，即癌细胞分裂得更快、更多。在其疯狂增殖时，会需要更多的营养，所以此阶段的血流会更明显。但是由于超声分辨率、患者个体状况和医生水平等原因，恶性结节有时也不一定能探及血流。

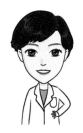

所以说，超声提示结节有血流信号不一定就意味着恶性，对此大家不要过分紧张。

BI-RADS 分类

超声判定肿瘤的良恶性不仅要看有没有血流，还需要经过多角度的综合分析，比如肿物的形状、比例、边缘、边界、回声、后方回声特征、周围组织等。通过以上整体分析，超声科医生会给出一个结论，即BI-RADS分类。BI-RADS是美国放射学会乳腺影像报告数据系统的缩写，分为BI-RADS 0~6类。

从BI-RADS 0类到BI-RADS 6类，具体有什么区别呢？

BI-RADS 0类：需要加做其他的影像学检查，比如乳腺钼靶检查、磁共振等，进一步明确病灶的良恶性。

BI-RADS 1类：乳腺没有任何病变，一切正常，定期复查即可。

BI-RADS 2类：良性病变，超声科医生评估认为乳腺里的结节是良性的，恶性可能性为零。此良性病变不需要手术，定期复查即可。

BI-RADS 3类：极小（≤2%）的概率是恶性的，不建议立即处理，但是需要短期内（一般是6个月）复查。当然，如果乳腺科医生根据触诊的手感和超声结果综合判读认为还需要进行其他检查明确病变性质，比如磁共振、穿刺等，那么患者应该遵医嘱进行进一步检查，医生都怀疑了，你就别迟疑啦。

BI-RADS 4类：当分类达到4的时候，就需要引起重视了，因为4类意味着医生开始考虑病变倾向恶性了，4类又可细分为三个小类别。

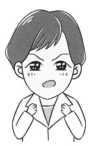

BI-RADS 4a类：恶性概率为3%～10%，这时候一般医生会毫不犹豫地开出其他检查，如乳腺钼靶检查、磁共振、穿刺等，在两个以上的结果汇总后进一步判断恶性可能性。若考虑恶性可能性大，医生会建议患者进行手术；若考虑良性可能性大，医生会建议患者像BI-RADS 3类一样定期复查。

检查提示

右乳结节，BI-RADS 4a类，请结合穿刺。

BI-RADS 4b类：恶性概率为11%～50%，此时恶性可能性进一步增加，医生和患者都需要更加谨慎对待，需要立即进行进一步检查以明确病变的性质。若医生通过触诊或者其他影像学检查之后认为发展成恶性的可能性很大，则会建议患者尽快手术。

BI-RADS 4c类：恶性概率为51%～94%，恶性可能性超过一半，一般当分类到BI-RADS 4c类时，如果没有特殊情况，基本就可以认为是恶性了，但确诊还需穿刺或者病理活检。

检查提示

左乳肿物，BI-RADS 4c类。

左腋窝多发淋巴结。

BI-RADS 5类：恶性概率≥95%，需要即刻进行穿刺或者病理活检确诊，然后尽快完善全身检查，进行手术。

BI-RADS 6类：已经做完穿刺或活检确诊之后，再做超声的话就会分到这一类。

总结

1. 结节有血流不代表一定是恶性。

2. BI-RADS分类才是女性朋友应该关注的重点。

3. 有时经验丰富的超声科医生会对影像特征比较典型的病例直接给出良性或者恶性的提示，大家一目了然。

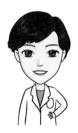

最后提醒大家，
超声检查的差异性很
大，即便面对同一位患
者，不同水平的超声科
医生可能会得出不
同的结论。

　　所以很多医生会建议患者除了进行超声检查外，还要根据情况加做乳腺钼靶、磁共振等检查，这样才能够减少乳腺疾病的漏诊概率。

能用乳腺MRI替代乳腺钼靶检查吗

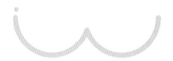

简单来说，乳腺癌筛查是医生判断没有乳腺癌症状的女性是否患有乳腺癌的一种方法。用于筛查乳腺癌的主要检查方式是乳腺钼靶检查，也就是我们常说的钼靶。筛查的主要目的是早期发现乳腺癌，从而降低乳腺癌的死亡率。

乳腺钼靶检查的适应人群和检查过程

乳腺钼靶检查主要应用于40岁及以上的女性，一般不建议应用于40岁以下无症状女性进行筛查。研究证明，乳腺钼靶检查可以在出现癌症的临床表现之前检出癌症，通过及时治疗可以降低乳腺癌的死亡率，是国际公认的乳腺癌筛查方法。

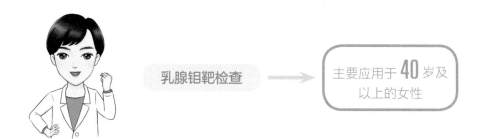

乳腺钼靶检查 ——→ 主要应用于 **40** 岁及以上的女性

接受乳腺钼靶检查前，被检查者会被要求脱掉腰部以上的所有衣服（包括内衣），随后被检查者的乳腺会依次接受X线照射。每侧乳腺需接受2次照射，一次为从上向下照射，一次为从斜侧面向另一侧照射，以便放射科医生能较为全面地观察所有乳腺组织并判断可能存在的病灶的大概位置。

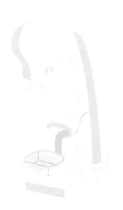
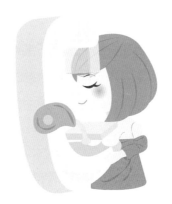

乳腺 MRI 可以替代乳腺钼靶检查吗

女性朋友可能听说过乳腺MRI，乳腺MRI是检测乳腺癌和评估硅胶假体完整性的影像学检查方法。1986年首次报道了使用增强MRI检测乳腺癌，由于MRI检测乳腺癌的高敏感性，其在乳腺癌检测、诊断评估和治疗监测上的应用越来越多。

然而，乳腺MRI用于检测乳腺癌时，需要使用造影剂，并不适合所有人。在临床实践中，医生一般建议具有乳腺癌高危风险的女性定期进行乳腺MRI检查，有时超声和乳腺钼靶检查结果不一致或者不明确时，会用乳腺MRI进一步辅助诊断。乳腺MRI的其他应用情况主要包括如下三种。

- 判断乳腺癌病灶范围和是否有散在病灶。
- 乳腺癌保乳术后定期复查。
- 假体术后复查。

　　有些患者可能因为乳腺钼靶检查时挤压乳房导致的疼痛不适而选择只进行乳腺超声或者乳腺MRI检查，但事实上乳腺钼靶检查对乳房的微小钙化更为敏感，而钙化是乳腺癌的典型影像学表现之一，所以应该进行乳腺钼靶检查，因为疼痛而选择放弃是错误的。乳腺钼靶检查才是目前明确的可降低乳腺癌相关死亡率的检查方法，乳腺MRI不能替代乳腺钼靶检查。

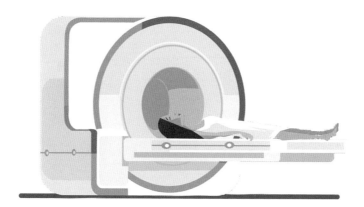

乳腺钼靶检查结果异常怎么办

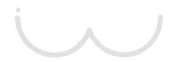

一年之计在于春，一日之计在于晨，说的是做事情要有计划，但在人生的规划中，通常没有"生病"这一项，更何况是"癌"，谁会没事儿计划自己生病呢？

虽然疾病的到来会让人措手不及，但总是要去面对它，在这个过程中会有很多迷茫、失望、伤心和重新振作……为了给女性朋友减轻一些负担，这里就来说说如果乳腺钼靶检查结果异常，我们应该做些什么。

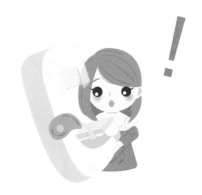

乳腺癌筛查

乳腺癌筛查是检查女性是否有乳腺癌早期征象的一种方法，用于筛查乳腺癌的主要检查是一种叫作乳腺钼靶检查的特殊X线检查。

我们建议40～74岁的女性以及某些年龄更大的健康女性接受乳腺钼靶检查。一些具有乳腺癌高风险的女性可能需要在更年轻时开始接受筛查。如果你的乳腺钼靶检查结果异常，请不要惊慌，此项检查结果异常的女性中有90％其实并无乳腺癌，但是你需要接受更多检查以明确实际情况如何。

情况 **1** • 如果医生认为你的异常结果可能不是由癌症所致，也许会建议你等待一段时间，比如6个月后再做一次乳腺钼靶检查。如果第二次检查结果依然异常，并且医生认为异常结果可能是由癌症所致，才会让你接受更多检查。

情况 **2** • 如果医生需要进一步观察提示异常的乳房组织，你可能还会进行其他检查，比如更细致的乳腺钼靶检查（即诊断性乳腺钼靶检查）或乳腺超声检查。对于乳腺钼靶检查显示出非常致密的乳腺，医生可能会建议你做超声检查。

情况 **3** • 如果其他检查显示出任何可疑表现，医生可能安排你接受活检。进行活检时，医生会采集乳腺组织样本并将其送至实验室，以检查是否有癌细胞。活检通常是在乳腺钼靶检查或超声检查期间用穿刺针采集乳腺部分组织进行检查，但在某些情况下活检更像是一次小型手术。

关于乳腺钼靶检查结果异常的事情，就说到这里，希望女性朋友面对它时不要过分紧张，充分相信医生，他会为你选择最佳的检查和治疗方案。

超声检查无异常，
乳腺钼靶检查却发现了钙化

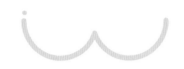

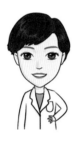

经常有女性朋友拿着一张乳腺钼靶检查报告一筹莫展地向我咨询："医生，报告上说有钙化，我是不是得了乳腺癌？"相信很多女性朋友都会遇到这种情况，超声检查无异常，乳腺钼靶检查却发现了钙化，这到底是怎么回事？

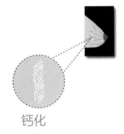

钙化

乳腺钙化是怎样形成的

身体某个部位的钙元素聚集到一起所呈现的现象就是钙化，病理学上指局部组织中的钙盐沉积。病变中的细胞变性或者坏死后就会出现钙盐沉积，癌细胞和乳腺细胞旁分泌等因素都可能造成钙盐的沉积。乳腺组织非病灶内钙化的发生与局部组织的炎性损伤以及损伤修复后的钙盐沉积等因素有关。

乳腺钙化的良恶性

在X线下，乳腺钙化表现为高密度影，呈现为小白点状改变。乳腺钙化灶按照大小可分为粗钙化和微钙化；按照形态可分为点状、不定形、多形性、短棒状和分枝状钙化。乳腺钙化多数是良性的，良性钙化要比恶性钙化粗大、边缘光滑，比较容易观察。节段性和成簇分布的短棒状、分枝状微钙化需考虑恶性的可能，恶性风险在90%以上，多为导管原位癌或浸润性导管癌。

乳腺钙化的分布

- 弥漫性

在乳腺内没有明确的分布倾向，通常分布在双侧乳腺内。

- 区域性

虽分布广泛，但并非遍布整个乳腺，其分布与乳管的分布不一致，双侧多见。

- 簇状

局限在小范围内，通常是2cm内的多发钙化。

- 腺叶区段性

与乳腺腺叶的分布一致。虽然有浆细胞乳腺炎的可能，但如果不是典型的良性钙化，通常考虑为乳腺癌。

为什么乳腺钼靶检查发现了微钙化，超声却没有

乳腺钼靶检查对于钙化的检出最有优势，能够识别95%以上的微钙化，具有对大乳腺及脂肪型乳腺检出率高的特点，可以检出85%~90%

50岁以上的乳腺癌以及发现临床触诊阴性的乳腺癌。但乳腺钼靶检查对于接近胸壁的小癌灶和致密型乳腺的小癌灶容易漏诊。

随着超声仪器性能的提高及高频探头的应用，超声技术可用于观察微钙化。但由于乳腺超声检查是一种实时动态的切面扫查方法，且检查结果和超声科医生的扫查手法、经验密切相关，而乳腺腺体回声又非常复杂，大部分乳腺腺体组织呈高回声，因此在高回声背景中鉴别同样是高回声的乳腺内微钙化难度非常大。

哪些患者需要做活检

体检中发现的乳腺钙化，很大一部分触诊为阴性。目前，针对乳腺触诊阴性的病灶，临床处理原则是：影像学定位下乳腺病灶活检，取出标本做病理学检查，获得病理学诊断结果后医生根据此结果进行针对性处理。

总之，钙化在乳腺钼靶检查中很常见，有问题的恶性钙化非常少见。良性钙化虽然一旦产生就不会消失，但其不会恶变，不需要处理。女性朋友对于乳腺内的钙化无须恐惧，请专业的医生判断即可，如果可疑恶性，医生会根据情况制订进一步的检查方案。

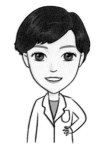

空芯针穿刺活检会引起肿瘤扩散吗

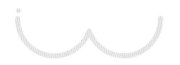

很多患者因为担心空芯针穿刺会引起肿瘤扩散而拒绝行穿刺活检。这种担心是有道理的，还是多余的呢？

首先介绍一下空芯针穿刺的操作过程：医生每穿刺一次，就会获取一小块组织标本，医生一般会反复进出肿块穿刺4～6次来获取足够量的组织标本，从而确保病理结果的准确、全面、客观。

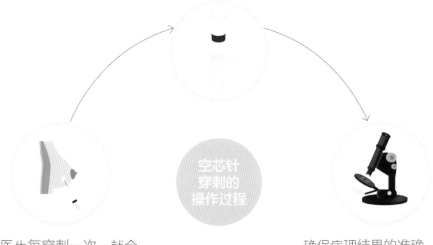

医生一般会反复进出肿块穿刺4～6次
来获取足够量的组织标本

空芯针
穿刺的
操作过程

医生每穿刺一次，就会
获取一小块组织标本

确保病理结果的准确、
全面、客观

空芯针穿刺后是否会存在癌细胞的针道残留，是否会影响局部复发等安全性问题一直以来备受医生和患者的关注。

国外有专家对1990～2008年共5 369例行空芯针穿刺的乳腺癌患者进行汇总分析，发现针道癌细胞的检出率为22％，但这并没有增加术后的局部复发率。

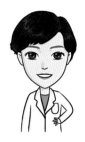

随访结果证实，空芯针穿刺和手术切除活检两组的局部复发率无明显差异。因为大多数患者空芯针穿刺不久就进行了乳房切除术，不存在针道癌细胞残留引发的问题。

对于有保乳意愿的患者，有经验的医生会在行空芯针穿刺时选择好合适的进针部位，以利于保乳术时能将穿刺点和针道都包含在肿瘤局部广泛切除的范围之内，以便对其完整切除。

Q 空芯针穿刺会引起血道扩散吗？

目前国外的多项大型前瞻性研究均不支持空芯针穿刺会增加血道、远处转移的机会。

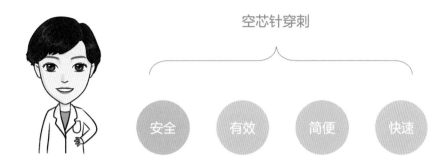

综上所述，对于空芯针穿刺会引起肿瘤扩散的担心是有道理的，但研究证明这种担心确实是多余的。经实践证明，空芯针穿刺是一种安全、有效、简便、快速进行乳腺肿块病理诊断的方法，在国外多年来一直作为明确乳腺肿块的常规手段。

所以，患者可以放心地接受空芯针穿刺。一旦活检后确诊为乳腺癌，医生通常会在2周内为患者安排手术治疗或放化疗。

基因检测可以预知乳腺癌吗

在一些商家"基因检测可以预知你以后会不会患癌"的宣传下，大众对基因检测有着盲目的信服，很多对基因检测有意向的女性朋友以及她们的家人经常向我咨询"基因检测能不能让我知道自己以后会不会患乳腺癌？"现在，让我们一起来了解一下与乳腺癌和卵巢癌相关的*BRCA1/BRCA2*基因检测。

什么是*BRCA1/BRCA2*基因

首先大家要明白，*BRCA1/BRCA2*是抑癌基因，是能够抑制恶性肿瘤发生的"好基因"，而*BRCA1/BRCA2*基因突变（变成"坏基因"）之后，我们患乳腺癌和卵巢癌的风险就会增加。这种突变遗传自父母，不是我们出生之后基因才"变坏"的。

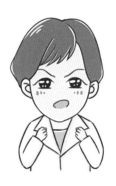

哪些人可以考虑进行 *BRCA1/BRCA2* 基因检测

- 患有卵巢癌的患者可以考虑进行*BRCA1/BRCA2*基因检测。

- 50岁以下的乳腺癌患者，或者60岁以下的三阴性乳腺癌患者可以考虑进行*BRCA1/BRCA2*基因检测。

- 男性乳腺癌患者可以考虑进行*BRCA1/BRCA2*基因检测。

- 多个亲密的家庭成员患有乳腺癌或者卵巢癌，并且患病年龄小于50岁（比如自己的母亲、姐妹、女儿或者父亲），可以考虑进行*BRCA1/BRCA2*基因检测。

- 自己或者一个亲密的家人患有双侧乳腺癌或者乳腺癌+卵巢癌，可以考虑进行*BRCA1/BRCA2*基因检测。

- 多代伴有癌症的家庭，如祖母、母亲、姐妹患有癌症（父亲的家族史与母亲的家族史一样重要，了解表亲的癌症病史也很重要），可以考虑进行*BRCA1/BRCA2*基因检测。

- 除乳腺癌和卵巢癌之外的个人史和家族史，如是否有患胰腺癌、前列腺癌、结肠癌或男性乳腺癌的亲属，有此类情况的人可以考虑进行*BRCA1/BRCA2*基因检测。

如果存在以上情况，*BRCA1/BRCA2*基因检测应该尽可能从癌症患者开始，而不是从没有癌症的家庭成员开始。如果基因检测没有发现突变，测试没有癌症的家庭成员往往是没有意义的。

特殊
说明　　因为此类检测在国内开展时间较短，目前并未纳入常规检测。

BRCA1/BRCA2 基因检测可能出现的结果

*BRCA1/BRCA2*基因检测的结果有以下三种情况。

情况 **1** • *BRCA1/BRCA2*突变阳性，这意味着检测者携带与癌症风险增加相关的突变。

情况 **2** • 检测结果为阴性，这意味着检测者不存在*BRCA1/BRCA2*基因突变，患癌症的风险与普通人群中的其他女性差不多。但这个结果并不排除可能患癌症的风险，因为乳腺癌的发病因素有很多，所有因素综合作用决定了患乳腺癌的风险。

情况 **3** • 检测到"未知意义"的基因突变为阳性。这意味着检测者有遗传改变，但不清楚它是否会增加乳腺癌或卵巢癌的风险，或者是否可能是基因的正常变化。

*BRCA1/BRCA2*基因检测结果的具体意义需要医生解读，但女性朋友一定要明白：阴性结果并不意味着不会患癌，阳性结果也不意味着一定会患癌。

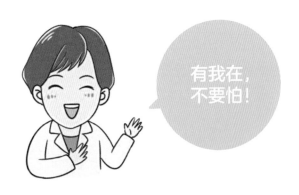

BRCA1/BRCA2 基因突变可能产生的影响

BRCA1基因突变者患乳腺癌的终生风险（70岁）为55%～70%，BRCA2基因突变者为45%～70%。这意味着，在100名有BRCA1/BRCA2基因突变的女性中，45～70名在其一生中会患乳腺癌。BRCA1和BRCA2基因突变者患卵巢癌的终生风险约为40%和15%。

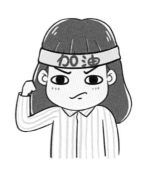

发现 BRCA1/BRCA2 基因突变后应该怎么办

如果检测结果为BRCA1/BRCA2突变阳性，有三种方法可以筛查癌症并降低患癌症的风险。

方法 1 • 最常用的方法是更频繁地筛查乳腺癌和卵巢癌。

方法 2 • 做手术来降低风险。提到手术，大家一定会想到美国女星安吉丽娜·茱莉在得知自己存在突变基因后，进行了预防性乳腺切除，随后进行了卵巢切除，她的勇气和果断让我为之叹服。但是，目前在中国，预防性切除在伦理和法律上存在争议，希望随着时代的发展，法律能够给出一个让医生和患者可以作出明确选择的结论。

方法 3 • 服用药物来降低风险。主要的药物是他莫昔芬，这是一种常规用于乳腺癌术后内分泌治疗的药物。他莫昔芬确实能够降低乳腺癌的发生风险，但是需要医生根据检测者的具体情况，在充分权衡副作用和获益之后作出是否用药的判断。

21基因检测有什么用

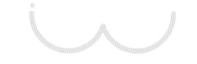

    提起基因检测，很多人会认为这是一种很高级、很遥远的检查方式，然而，在乳腺癌的治疗中，基因检测却是经常能够应用到的，比如部分乳腺癌患者术后需要做的检查——21基因检测。

哪些患者需要做21基因检测

    不是所有患者都需要做21基因检测。21基因检测目前主要用于乳腺癌病理为T1b/c和T2、激素受体阳性、Her-2无扩增、腋下淋巴结阴性的患者。随着研究的进展，未来21基因检测的应用范围可能会扩大。

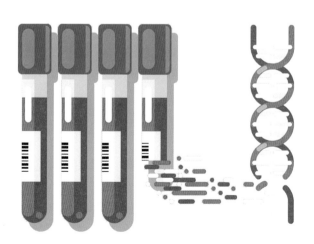

21 基因检测的意义

21基因检测是目前评估乳腺癌患者（符合以上条件的）预后、预测哪些患者能从化疗中获益的最好的检测方式。它能够给予临床医生更准确的参考指标以指导患者是否需要化疗。

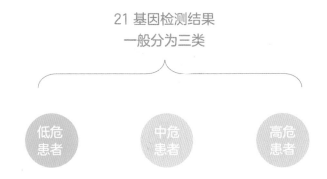

做完21基因检测就一定能够确定是否需要化疗吗

21 基因检测结果
一般分为三类

低危
患者

中危
患者

高危
患者

- 低危患者
一般建议仅使用内分泌治疗。

- 高危患者
在内分泌治疗的基础上需要增加化疗。

- 中危患者
一部分患者会从化疗中受益，另一部分患者不会从化疗中受益。目前还没有明确的指标来区分这两部分患者，还需要进一步研究明确。

21基因检测需要患者本人到场吗

因为检测的样本是切除的乳腺癌组织，所以检测本身并不需要患者本人到场，但需要家属办理一些手续。

21基因检测的费用可以报销吗

21基因检测目前还没有纳入医保，需要患者自己支付检测的费用。

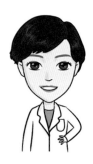

教你读懂乳腺癌病理报告

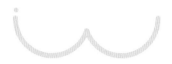

当患者或者家属拿到了所有病历的复印件后，让人感觉最无从下手的也许就是病理报告了。这里就给大家讲解一下拿到病理报告应该怎么看、看什么。

确认报告是自己的

首先建议你看一下病理报告最上边的基本信息，比如姓名、病案号、年龄，确认是不是自己的病理报告。虽然临床工作的每个步骤都会经过严谨的审核，但在几十年的临床工作中，我的确见过A患者的病理报告错夹在B患者病历里的情况，虽说不会影响治疗，但的确会给患者增加烦恼。所以建议大家拿到病理报告后，一定要首先确认这份报告是不是自己的。

基本信息

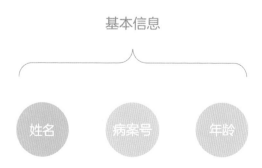

病理报告看哪里

病理结果的汇总往往是字最多的那一张，所以找出字最多的那一张来阅读。占据病理报告一半纸张的往往是典型的切片病理图和肉眼所见的描述，这不需要患者和家属去深究和理解。报告下半部分的病理诊断才是我们应该去关注的内容。

乳腺癌的组织学类型：首先要关注乳腺癌的组织学类型，最常见的有导管原位癌、浸润性导管癌以及两者都存在的类型。此部分的关注重点如下。

- 原位癌不需要化疗。
- 如果原位癌和浸润性癌同时存在，主要看浸润性癌。
- 浸润性癌是否需要化疗要综合其他指标判断。

浸润性癌的组织学分级：其次要关注浸润性癌的组织学分级，即浸润性癌是Ⅰ级、Ⅱ级还是Ⅲ级。此部分的关注重点如下。

- 分级越低，预后越好，大部分患者的组织学分级是Ⅱ级或Ⅲ级。
- 注意，组织学分级不是肿瘤分期。

肿瘤的大小：再次要关注肿瘤的大小，主要看浸润性癌的大小。肿瘤大小是非常重要的参考指标，当然是越小越好。病理结果上的肿瘤大小可能和术前影像学检查所示肿瘤大小不一样，这是正常现象。

除了上述三项重点内容外，病理诊断部分还需要关注是否存在脉管瘤栓。脉管瘤栓是乳腺癌术后复发风险的高危因素之一。

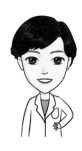

若患者做了保乳术，病理报告中会有内、上、下、外的切缘病理，提示是否存在癌残留；若患者做了乳房重建手术，保留了乳头、乳晕，病理报告中会有乳晕下切缘病理，提示是否存在癌残留。有时术中冰冻病理未发现癌残留，但是术后石蜡病理可能提示发现癌残留，那就有再次手术的可能了。

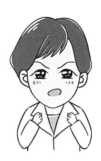

最后是腋下淋巴结情况。患者若是做了前哨淋巴结活检，结果提示无转移，则可以看到病理报告中提示"前哨淋巴结未见癌（0/4）"。0/4是指术中取出4个前哨淋巴结，没有发现淋巴结转移。若是术中前哨淋巴结发现转移，且清扫了腋下淋巴结，或者术前怀疑淋巴结转移而术中直接清扫了腋下淋巴结，病理报告中则会出现"腋下淋巴结转移性癌（m/n）"的字样。m是指转移的淋巴结数目，n是指前哨淋巴结和后来清扫的所有腋下淋巴结的总数。转移的淋巴结数目是肿瘤分期和预后的重要判断指标。

病理报告中的肿瘤分期

NCCN乳腺癌病理分期中文简化版

0期	TisN0
I 期	T1N0、T0N1mi、T1N1mi
II A期	T0N1、T1N1、T2N0
II B期	T2N1、T3N0
III A期	T0N2、T1N2、T2N2、T3N1、T3N2
III B期	T4N0、T4N1、T4N2
III C期	T（任何大小）N3
IV期	T（任何大小）N（任何数量）M1（远处转移）

通过肿瘤大小（T）和转移淋巴结数目（N）即可得出肿瘤的分期，相应的T和N在病理结果上可以找到，大家可以初步了解自己的肿瘤分期情况。M是医生通过影像学和病史来判断的，代表远处转移情况，表中分期未列出M的为M0，即代表无远处转移，M1为有远处转移。

病理报告中的免疫组化

对于普通人来说，免疫组化是病理报告中最难理解的部分，各种字母、符号，很多人可能连读下来都很难。那么多的项目，其实我们需要看明白的主要是这几项，即ER、PR、Her-2、Ki-67。

ER、PR：ER、PR的后面会有标志着阴性（−）或者阳性（＋）的符号，一般ER/PR阳性患者需要进行内分泌治疗。

Her-2：Her-2的结果决定患者是否需要靶向治疗，目前研究建议靶向治疗仅用于浸润性癌，原位癌不需要靶向治疗。其中（−）和（＋）代表阴性，无须靶向治疗；（＋＋＋）代表阳性，需要靶向治疗。（＋＋）是一个不确定的结果，需FISH检测进一步明确，最后会得出*Her-2*基因有无扩增的结果，有扩增则需要进行靶向治疗。当然，靶向治疗是否应用，还与浸润性癌的大小有关，需要综合判断。

Ki-67：Ki-67是一种与细胞增殖相关的核蛋白，大家只需要知道Ki-67百分比越低越好即可。

肿瘤的病理是极为复杂的，不能说某一个指标高预后就不好，医生也不会根据单一指标决定患者的治疗方案，一定是结合患者自身情况和所有的病理指标进行综合评估。

小贴士

希望大家记住以下几点。

1. 一般情况下，原位癌不需要化疗和靶向治疗。
2. ER/PR阳性需要进行内分泌治疗。
3. 浸润性癌是否需要进行化疗和靶向治疗，要看医生的综合判定。
4. 患者需要大致了解自己的肿瘤分期。

医生为什么不能一次开全所有检查

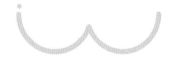

"医生，您就不能把检查一次开全吗?"这是我经常被问到的问题。目前医院门诊就诊患者数量不断增加，而医疗资源却非常有限，很多时候医生看完患者第一次完成的检查后，还会进一步开出其他检查，患者又要经过第二轮的预约、等待，这时候很多患者和家属就会非常不理解地问出上面的问题。在此就简要给大家讲述一下为什么医生不会一次开出所有检查。

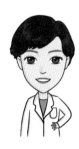

前几天，一位年轻女性因乳房不适来门诊就诊，我为她开出了乳腺超声的检查单，经过几天的等待，超声结果提示一侧乳房肿物4A类，意味着肿物为恶性肿瘤的可能性很小。根据超声结果，我再次为她开出了超声引导下穿刺的检查单，目的是进一步明确肿物性质，而此时她又要经历预约和等待的过程。这时候很多患者可能就会问"为什么不能在第一次把穿刺的检查单一并开出来?"原因很简单，第一次就诊并没有确定患者乳腺是否存在肿物，而穿刺属于有创检查，穿刺前需要抽血化验，一项超声检查的价格不到200元，而抽血化验+穿刺的费用可能要超过千元了，如果你是医生，你会怎么做?

对于术后病理检查结果，虽然多数患者的Her-2为阴性，但部分患者结果是（++），医生需要为其开具FISH检查单。还有一些患者的病理检查结果并不能准确指导术后化疗，需要进行基因检测。总的来说，医生需要根据第一次的检查结果才能有针对性地为患者安排后续检查，所以不会一次开全所有检查。

为什么检查不能一次开全

每个人的病情都有自己的特点。举个例子，100位患者，可能95位用超声检查就基本能够判断肿物的性质，另外5位还需要磁共振或者穿刺进一步明确肿物的性质，也就是说需要根据超声检查结果来判断患者是否需要进行进一步检查。需要进一步检查的患者，势必要经历二次等待。难道医生要为了给5位患者节约时间，就让原本不需要做进一步检查的95位患者一次性把所有检查都做了？这既浪费了医疗资源，也浪费了患者的金钱。

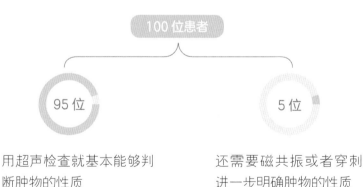

有时候，常规的检查并不能准确地指导治疗，有些患者需要做更进一步的检查，但是医生不能为了节约个别患者的时间，而让所有患者做遍所有检查。

揭开乳腺癌
的面纱

乳腺癌分为哪些类型

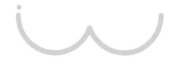

乳腺癌指的是一组镜下表现和生物学行为各异的多样性病变，但往往作为一种疾病来讨论。

乳腺癌常见类型

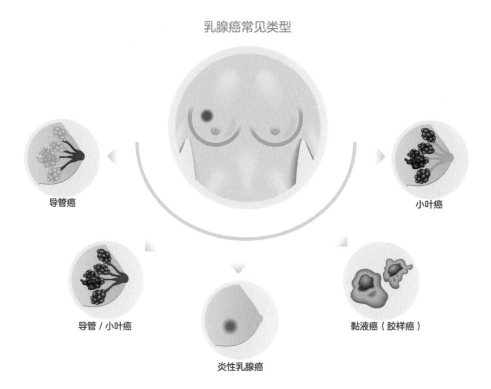

导管癌

小叶癌

导管 / 小叶癌

炎性乳腺癌

黏液癌（胶样癌）

按照浸润性与否，乳腺癌可分为乳腺原位癌和乳腺浸润性癌。

乳腺原位癌

当癌症是原位癌时，意味着癌细胞尚未扩散出它最先形成的区域，故乳腺原位癌是一种早期的乳腺癌。根据病变的生长方式和细胞学特征，乳腺原位癌又可分为导管癌（又称导管内癌）和小叶癌。

导管癌 | 导管癌的特征是疑似恶性的上皮细胞在乳腺导管系统内增生，常规光镜检查未见其侵犯周围间质。导管癌通常不引起症状，但部分女性会感觉胸部有肿块或发现有血液从乳头溢出。导管癌的初始治疗是手术，手术类型取决于肿瘤的大小和部位。大多数患导管癌的女性在治疗后预后非常好。

小叶癌 | 小叶癌是起源于乳腺小叶和终末导管的非浸润性病变，是一种不常见的病理类型。小叶癌在绝大多数情况下是因为其他原因（如纤维腺瘤）进行乳腺活检时偶然得到诊断的。

乳腺浸润性癌

乳腺浸润性癌指癌细胞突破了上皮基底膜，包括以下几种组织学亚型：浸润性导管癌、浸润性小叶癌、导管/小叶癌、黏液癌（胶样癌）、小管癌、髓样癌、乳头状癌，其他亚型包括化生性乳腺癌与乳腺浸润性微乳头状癌。

浸润性导管癌 | 浸润性导管癌是浸润性乳腺癌最常见的类型，占70%～80%。细胞学特征可为无明显异常，也可为高度恶性。大多数患者会合并含量不等的导管癌，导管癌的范围是决定保乳治疗预后的重要因素，这些患者的手术目标是完全切除导管癌和浸润性癌。

浸润性小叶癌 浸润性小叶癌是第二常见的乳腺浸润性癌类型，占5%~10%。与浸润性导管癌相比，浸润性小叶癌更常呈现双侧多中心分布。浸润性小叶癌常发生于老年女性，肿瘤更大、分化更好。

黏液癌 黏液癌占乳腺浸润性癌的1%~2%，似乎在老年患者中更常见，也是乳腺浸润性癌中预后较好的变异型。

小管癌 小管癌的特征是成熟的小管状或腺体状结构浸润间质。与浸润性导管癌相比，小管癌的预后相对良好，自然病程良好，很少转移。

炎性乳腺癌

　　炎性乳腺癌是一种罕见的、可迅速生长的乳腺癌。它可让乳房发红和肿胀，乳房皮肤还可出现凹陷，这可让该处皮肤呈橘皮状。乳腺癌是指乳腺中的正常细胞转变为异常细胞并出现生长失控，而在炎性乳腺癌中，该过程可非常迅速地发生。

炎性乳腺癌是一种严重的乳腺癌，它可迅速恶化，轻易播散到身体其他部位，所以一旦确诊为炎性乳腺癌，患者应立即接受治疗。

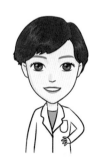

乳腺导管内乳头状瘤对患者的
寿命有影响吗

导管内乳头状瘤是乳腺科医生在门诊经常遇到的一种疾病，这是一种良性疾病，多数患有导管内乳头状瘤的女性并没有特殊表现，部分女性是因为乳头溢液，还有些女性可能是因为触及乳腺肿物而发现导管内乳头状瘤的。

[导管内乳头状瘤]

• 单发的乳头状瘤也称为中央型
这种类型的肿瘤多位于乳晕周围，挤压肿瘤所在区域，乳头相应乳管开口处会出现溢液

• 多发的乳头状瘤也称为外周型
这种类型的肿瘤多数表现隐匿，有时也会有乳头溢液或者触及肿物

导管内乳头状瘤目前主要分为两类，一类是单发的乳头状瘤，也称为中央型，这种类型的肿瘤多位于乳晕周围，挤压肿瘤所在区域，乳头相应乳管开口处会出现溢液，大多数（90%左右）患者属于此类。另一类是多

发的乳头状瘤，也称为外周型，这种类型的肿瘤多数表现隐匿，有时也会有乳头溢液或者触及肿物。

　　不管是哪一类导管内乳头状瘤，在发现症状后要及时就医，进行相应的检查。乳腺超声和MRI诊断导管内乳头状瘤的灵敏度较高，而有乳头溢液的患者建议进行乳管镜检查。为了排除其他方面的病变，医生可能还会开出其他检查。

　　若检查明确是导管内乳头状瘤，大部分医生会建议患者择期手术。在临床实践中发现，导管内乳头状瘤切除后有复发的可能。乳头溢液的患者在做完手术后其他的乳管有发生溢液的可能性，若经检查后确认是导管内乳头状瘤复发导致的溢液，那么可能还需要进行手术。

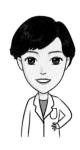

导管内乳头状瘤切除后，患者要听从医生的建议常规进行乳腺体检，至少每年进行一次超声检查，是否需要配合其他检查，医生需要根据患者的具体情况判断。

　　导管内乳头状瘤有一定的恶变概率，国外数据显示是15%左右。不管是术前的穿刺，还是术中的冰冻病理，都很难诊断导管内乳头状瘤是否发生恶变，均需要在手术后加做免疫组化进一步确诊。若术后明确是导管内乳头状瘤恶变，则为导管内乳头状癌，需要遵循乳腺癌的治疗原则进行保乳术或者乳房切除术。

　　导管内乳头状癌无须化疗，但选择保乳的患者需要进行放疗，激素受体阳性的患者需要进行内分泌治疗。导管内乳头状癌同导管原位癌的肿瘤学特性相同，不会发生转移。术后一般建议每3～6个月做一次超声检查，其他检查根据具体情况由医生决定。

有些研究认为，导管内乳头状瘤术后若乳头状瘤伴有不典型增生，则同侧发生乳腺癌的风险会增加，但目前并没有前瞻性临床研究给出明确的结论。

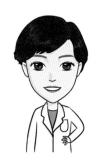

总体而言，导管内乳头状瘤是一种乳腺的良性疾病，女性朋友不用过于紧张，在经过规范的检查和治疗后，对患者的寿命没有影响，但要注意定期复查，及时发现复发的乳头状瘤或者其他乳房肿瘤。

真正了解原位癌

我在门诊经常遇到做完手术的患者拿着病理结果问："医生，我病理报告上写的乳腺导管原位癌是恶性的吗？会转移吗？"

首先回答这两个大家最关心的问题，乳腺导管原位癌是恶性肿瘤，发生远处转移极为少见。接下来，让我们详细地了解一下乳腺导管原位癌是什么，该如何治疗。

什么是乳腺导管原位癌

乳腺导管原位癌形成于女性乳房的乳管内，"原位"就像它的字面意思一样，癌细胞仅存在于乳管内，不侵犯周围其他组织。乳腺导管原位癌在乳腺癌的分期中属于0期，也就是说它属于非常早期的乳腺癌，在所有类型乳腺癌中所占的比例大约是25%。如果不及时治疗，乳腺导管原位癌可能会慢慢发展成浸润性癌，甚至发生转移，进而危及生命。

乳腺导管原位癌 —— 是非常早期的乳腺癌，在所有类型乳腺癌中所占的比例大约是 25%

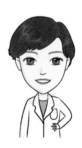

如何发现乳腺导管原位癌

一般情况下，在肿瘤很小的时候，患者并不会出现明显的症状。随着肿瘤逐渐增大，我们可能会摸到肿块、发现乳头凹陷或者出现乳头溢液等情况。大部分乳腺导管原位癌患者在乳腺钼靶检查上有典型的表现，即可疑微小钙化，很多患者是在乳腺钼靶检查发现可疑钙化后通过活检发现异常的，但是在得到病理结果之前，很难说是原位癌还是浸润性癌。

乳腺导管原位癌的治疗

对于乳腺导管原位癌，首要的治疗是手术切除，手术切除分为如下两种。

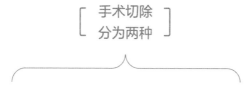

[手术切除
分为两种]

一种是
保乳术

是指在符合条件的情况下，将肿瘤或者钙化切除干净，保留乳房。保乳术之后大部分患者需要接受辅助放疗。

另外一种是
患侧乳房切除术

是指将肿瘤或者钙化连同整个患侧乳腺全部切除。一般建议接受乳房切除术的患者同时进行乳房再造术。

除了手术、放疗，很大一部分患者还需要接受长期的内分泌治疗（一般是5年）。是否需要接受内分泌治疗一定要在手术结束得到病理结果后咨询专业医生，记住，这很重要！

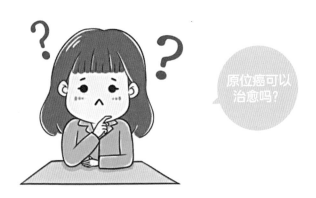

乳腺导管原位癌的预后

乳腺导管原位癌的预后非常乐观，对寿命的影响非常小。原位癌术后患者要定期到医院进行检查（乳腺科医生会根据患者的具体情况给出检查意见），平时多注意乳房自我检查，发现异常及时到医院就诊。

乳房里摸不到肿块却得了乳腺癌

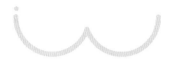

　　触摸不到肿块的乳腺癌，在医学上被称为肿瘤的亚临床状态，又称为隐匿性乳腺癌，或T0乳腺癌。用一句通俗的话解释，就是癌肿已经在患者体内出现，只是还没有长大到人们可以摸得到的程度。

　　从理论上讲，只要在人体内发现癌细胞，就应该被诊断为癌症，而癌肿是由许许多多的癌细胞构成的，当癌细胞组成的组织团块直径小于0.5厘米时，临床上是不容易被触摸检查到的，因而被称为肿瘤的亚临床状态。亚临床状态不等于不是癌，只是说在临床上还不能通过一般的方法检查出来而已。

提醒广大女性朋友，除了要经常进行乳房自我检查外，还要及时到医院进行乳腺癌筛查。

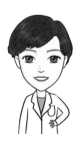

根据《中国抗癌
协会乳腺癌
诊治指南与规范
（2017 版）》

对于 20 ～ 39 岁的女性
可根据自己的意愿检查。

对于 40 ～ 45 岁的女性
应当每年进行1次乳腺钼靶检查，对致密型乳腺
（腺体为c型或d型）推荐与B超检查联合。

对于 45 ～ 69 岁的女性
推荐每1～2年进行1次乳腺钼靶检查，对致密
型乳腺推荐与B超检查联合。

对于 70 岁及以上的女性
建议每2年进行1次乳腺钼靶检查。

总体来讲，我们建议40～74岁的女性以及某些年龄更大的健康女性接受乳腺钼靶检查。

一些具有乳腺癌高风险的女性可能需要在更年轻时开始接受筛查，如携带增加乳腺癌风险基因（如BRCA基因）的女性、近亲属（如母亲、姐妹或女儿）在年轻时患过乳腺癌的女性。

Her-2阳性或阴性：哪种更好

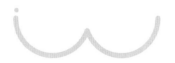

人表皮生长因子受体2（Her-2）是一种存在于某些乳腺癌细胞表面的蛋白质，这种蛋白质对细胞的生长和存活十分重要。Her-2阳性的乳腺癌患者在其癌细胞表面有大量的Her-2蛋白；Her-2阴性的乳腺癌患者在其癌细胞表面仅有少量或没有Her-2蛋白。20%～50%的乳腺癌患者过表达Her-2，这种过表达不仅存在于乳腺癌中，也存在于其他类型的癌症中。

Her-2 阳性更好还是 Her-2 阴性更好

Her-2阳性往往预示着肿瘤进展更快、更具侵袭性，容易发生淋巴结或血道转移，预后不佳。如果没有针对Her-2蛋白的药物，那么Her-2阳性乳腺癌患者比Her-2阴性乳腺癌患者预后更差。

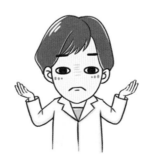

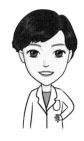

据统计，Her-2 阳性
乳腺癌患者即使接受放疗、化
疗等常规综合治疗，生存时间也仅
为 Her-2 阴性乳腺癌患者的一半。
因此 Her-2 阳性乳腺癌患者需要额
外的治疗——靶向治疗（曲妥珠单抗
等）。靶向治疗的费用比较高，同
时可能带来一些副作用，但是
大多数患者可以较好地
耐受。

　　由于靶向治疗对Her-2阳性乳腺癌十分有效，事实上，治疗抵消了这种特殊类型乳腺癌的弊端。但是目前尚不清楚，相较于Her-2阴性乳腺癌患者，治疗是否会给Her-2阳性乳腺癌患者带来更好的预后。现在比较明确的是，相较于Her-2阴性乳腺癌，Her-2阳性乳腺癌既不会更好，也不会更糟。

三阴性乳腺癌的治疗和预后如何

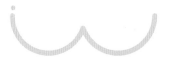

　　乳腺癌是女性所患的所有恶性肿瘤中预后较好的一种，但乳腺癌又分几种类型，不同类型的乳腺癌预后差别很大。比如传说中的三阴性乳腺癌，在网上随便搜索一下"三阴性乳腺癌"，就会看到诸如"最可怕""存活率低"等字眼，在看到这些的时候，一般人可能不是被疾病击倒，而是精神上先崩溃了。那么，什么是三阴性乳腺癌，三阴性乳腺癌真的如传闻中所说的那么可怕吗？让我们一起来了解一下吧！

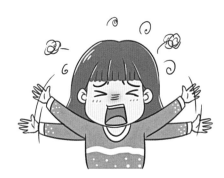

什么是三阴性乳腺癌

　　在病理报告中免疫组化的部分，会有以下几项需要关注，即ER、PR和Her-2。当ER（﹣）、PR（﹣）和Her-2（﹣或+或无扩增）时，我们称其为三阴性乳腺癌。三阴性乳腺癌大概占所有乳腺癌的1/5。

什么人容易得三阴性乳腺癌

在所有乳腺癌患者中，三阴性乳腺癌更常见于年轻女性，40岁以下女性患三阴性乳腺癌的风险是50岁以上女性的2倍。此外，乳腺癌易感基因（BRCA）突变也被认为是三阴性乳腺癌的危险因素之一，有研究表明，约20%的三阴性乳腺癌患者有BRCA基因突变，尤其是BRCA1基因突变，而全部乳腺癌患者中仅有6%与BRCA基因突变有关。

如何早期发现三阴性乳腺癌

早发现、早诊断、早治疗是肿瘤治疗的基本原则，乳腺癌的早期发现主要依靠规范的体检。因为三阴性乳腺癌一般增长迅速，在体检的间隔期也有乳房自我检查发现的可能性，所以高危女性要提高乳房自我检查的意识。

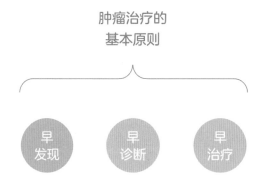

肿瘤治疗的
基本原则

早发现　　早诊断　　早治疗

三阴性乳腺癌的治疗

手术是所有可手术乳腺癌的必需治疗手段，同时医生还会根据患者的病情判断其是否需要进行化疗、放疗。三阴性乳腺癌患者根据病情可以进行保乳术（保乳术并不影响预后）且不需要内分泌治疗和曲妥珠单抗治疗。

三阴性乳腺癌真的那么可怕吗

有数据统计，三阴性乳腺癌患者的死亡高峰期出现在诊断后的前2年，此后死亡率迅速下降。所以说，确诊为三阴性乳腺癌后，患者一定要积极地配合医生完成各项治疗，保持良好的心态，以达到最佳的治疗效果。同为三阴性乳腺癌患者，每个人的预后并不相同，这需要医务工作者进一步深入探索其原因，同时也期待针对三阴性乳腺癌的新药尽早面世，为患者带来新的希望。

确诊乳腺癌后我们能做什么

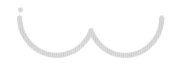

　　我们总是希望好运常伴，但不好的事情偶尔也会来临。我们总是不愿意去想最坏的结果，但当它已成为既定的事实，我们就不能再像只鸵鸟一样，把头戳在土里回避问题，这样只会使问题更趋复杂、更难处理。如果不幸不可避免，我们不如坦然面对！

　　乳腺癌已成为女性发病率最高的恶性肿瘤，国家癌症中心的数据显示，我国每10万名女性中就会有40多名乳腺癌患者，乳腺癌已经成为当今女性不能逃避的话题。

Q 当乳腺癌的诊断已成为既定的事实，我们该做些什么呢？

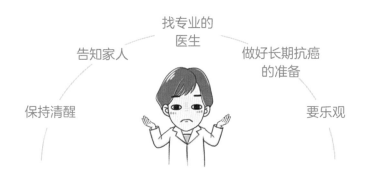

保持清醒

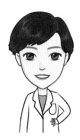

保持清醒的头脑是我们必须要做到的事情。当被告知确诊乳腺癌后，我们很容易情绪崩溃甚至失去理智，这是受到打击后多数人的表现。但是短暂的混乱之后，我们要让自己进入能够理智思考的状态，既然无法改变现实，那就努力争取最好的结果。

告知家人

把不好的消息留给自己承受似乎成为一种默认的"美德"，但这是完全错误的想法。一个人的力量永远比不过团队的力量，家人和朋友是我们最坚实的后盾。一旦确诊为乳腺癌，我们应该第一时间将这个消息告知家人和朋友，得到他们的支持，无论是精神上的还是生活上的，他们的支持将会使很多艰难的事情变得轻松一些。

找专业的医生

在这个只需要简单搜索就可以轻松获取大量信息的时代，几乎每个人在遇到不懂的问题时都要上网查一查，然而网络信息良莠不齐，我们检索到的信息可能并不是真正适合自己的，也有可能是虚假的。这个时候，我们应该做的是寻求专业的医院和医生团队的帮助，了解目前疾病所处的阶段、合适的治疗方式以及治疗后最可能出现的结果，选择对自己最有利的治疗方案。

做好长期抗癌的准备

乳腺癌是预后很好的恶性肿瘤之一，目前我国乳腺癌患者的5年生存率达到了83％左右，并且随着经济水平、医疗水平的发展，以及大众防癌意识的提高，乳腺癌患者的预后将会越来越好。乳腺癌的治疗不仅是一次外科手术，手术后还可能伴随化疗、放疗、内分泌治疗、靶向治疗以及定期复查，这是一场长期的没有硝烟的战争，将会持续5年甚至10年。从确诊乳腺癌开始，我们就需要做好各方面的准备，可以请教医生，也可以借鉴一些曾经患癌的朋友的经验，在抗癌路上走好每一步。

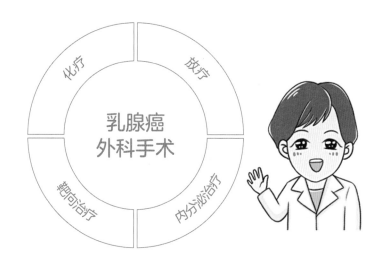

要乐观

乐观的心态是一切美好事情发生的前提，乐观的乳腺癌患者往往会得到更好的结果。我们可以适时地用悲伤来宣泄情感，但不要总是担心最坏的结果。怀着最积极的心态迎接最艰难的挑战，几年后回头看，我们会忽然发现，胜利可能来得比当初想得更容易！记住，无畏者，无敌！

击垮肿瘤患者的四大误区

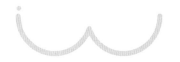

长期以来，人们将癌症与死亡划上了等号。大家普遍认为，在确诊癌症之后，患者的生命将进入倒计阶段；面对失去亲人的恐惧、治疗过程中所承受的心理压力和经济负担，整个家庭也将被痛苦与绝望笼罩。癌症真的如此可怕吗？人们被击垮的到底是身体防线还是心理防线？其实，患者与家庭面对癌症，真的存在很多误区。

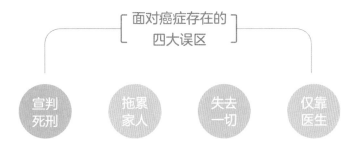

误区 1：患了癌症 = 宣判死刑

将患癌和死亡划上等号，其实是片面甚至是错误的。一方面，由于诊断不及时，往往发现并确诊时癌症已处于中晚期，因此治愈率较低，这就造成了人们极其担心患癌的心理；另一方面，一些文艺作品的渲染增加了人们对癌症的恐惧，似乎认为只要得了癌症，就必定要死亡，不可能有存活的希望。

一方面	另一方面
由于诊断不及时，往往发现并确诊时癌症已处于中晚期，因此治愈率较低，这就造成了人们极其担心患癌的心理。	一些文艺作品的渲染增加了人们对癌症的恐惧，似乎认为只要得了癌症，就必定要死亡，不可能有存活的希望。

其实，目前1/3的癌症是可以治疗的，并且预后较好。另外，癌症患者的生存状况与肿瘤分型、分期密切相关。随着人们寿命的延长，癌症的发病率也随之上升，通过定期体检发现可能存在的癌前病变或早期癌灶，做到早诊断、早治疗，可以在很大程度上提高癌症患者的治愈率。

越来越多的学者提出"把癌症当作慢性病来看待"的观点，根据癌症的分期、分型，选择合适、有效的治疗方案，就有极大可能控制癌症进展，患者长期生存。如同高血压、糖尿病、冠心病等慢性疾病一样，未来对于癌症的治疗，即使不能绝对治愈，也能做到可防可控。患者和家庭面对癌症，也会像面对其他慢性病一样，更加坦然。

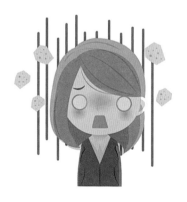

誤区 2：患了癌症 = 拖累家人

不少身患癌症的人会悲哀地认为，自己得了这种病，就如同变成了
"废人"，一无是处。以后不仅帮不到家人，甚至还要拖累家人……我理解
这些患者的想法，可是如果换位思考一下，很多问题就会迎刃而解。

 如果患病的是自己的爱人或孩子，你会怎么办？

我肯定会细心照顾，鼓励他们积极治疗。

 为什么想要照顾他们呢？

这是自然而然的，因为他们是我最亲近的人啊！

 所以啊，你得了癌症，家人也一定想好好照顾你，你
并不是家人的负担！

如果患者能够认清自己的定位和价值，相信家人绝不会把自己看成
是家庭的拖累，就更容易摆脱思想负担，从而积极主动地接受和配合
治疗。

误区 3：患了癌症 = 失去一切

患了癌症，时日无多，家庭、事业到头来变成一场空……相信有这样想法的癌症患者不在少数。

Q 得了癌症，真的什么都失去了吗？

其实，除了身体患上了"慢性病"，其他一切都没有改变：和睦的家庭、体恤的伴侣、孝顺的孩子……他们并不会因为你患了癌症而消失。从另一个角度讲，他们会因此更加关心你、天天陪着你、想方设法让你开心，你成为家庭的中心、家人关心的重点，比患病前拥有了更多家人团聚的时光，这不是失去，而是另一种得到。

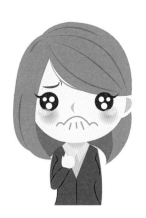

误区 4：癌症治疗 = 仅靠医生

不少癌症患者和家属认为，治疗疾病是医生的事情，患者只能被动接受治疗，其他什么也做不了。这样的观点是错误的，在临床工作中我发现，患者的心态摆正了，思想乐观了，再加上科学、规范、全程的治疗，治疗效果往往更佳，而且患者的生活质量也能够得到较好的保证。所以，治疗癌症不仅是医生的事情，患者要时刻保持良好的心态，乐观、积极；家人要对患者可能存在的不同程度的恐惧进行针对性的疏导和鼓励，大家一起努力，才能走出阴霾！

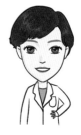

有人将"CANCER"
分解为 C-control（控制）、
A-accept（接受）、N-never
give up（永不放弃）、C-confidence
（自信）、E-evolve（解决）、R-renew
（重生），癌症并没有想象中的可怕，
得了癌症，你和家人要做的是坦然面对，
并肩战斗，接受它、控制它、解决它，
满怀信心，永不放弃，继而重
获新生！

聊聊乳腺癌的手术治疗

第五章

和女性朋友聊聊保乳术

先给大家讲一件对我触动很大的事。有一个28岁的姑娘，在门诊确诊了乳腺癌，肿瘤不大，直径2cm，肿瘤和乳头有一定距离，在经过超声、乳腺钼靶检查、磁共振检查后确认肿瘤是单发的。我经过评估认为肿瘤处于早期，当时给出的建议是保乳治疗。刚开始这个姑娘是同意的，但姑娘的母亲坚决地反对，认为保乳术不安全，容易复发，会影响寿命。虽然我与姑娘及家属进行了充分的沟通，但是最后他们仍然没有接受我的建议，这个28岁的姑娘最终选择了乳房切除术。

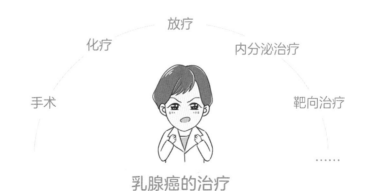

乳腺癌的治疗

　　乳腺癌的治疗包括手术、化疗、放疗、内分泌治疗、靶向治疗等多种治疗方式。现代肿瘤治疗原则是在根治的基础上，同时注重保存和改善患者的生活质量。传统乳腺癌手术主要包括乳腺癌根治术和乳腺癌改良根治术，以切除乳腺为主。术后患者胸口会留下较长的手术瘢痕，不仅影响外观，而且会造成多数女性患者丧失自信和尊严，更为甚者出现社交障碍。

　　在美国，保乳患者能够占到乳腺癌患者的一半以上（60%左右），而我国全国平均保乳率在10%~20%。因为治疗观念、医疗技术、放疗设备以及患者经济情况等原因，在我国大部分患者接受了乳房切除术。事实上，在符合条件的乳腺癌患者中，保乳术加术后放疗，和乳房切除术的远期生存率几乎一样，然而术后并发症的发生率却更低，所以我希望更多的人了解保乳术，在权衡利弊之后能够接受更为适合自己的手术方式。

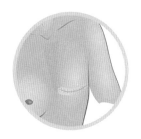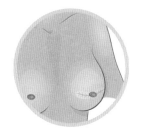

乳房切除术　　　　　　　保乳术

什么是保乳术

　　具体来说，保乳术就是在充分切除肿瘤并保证手术切缘阴性的基础上，保留大部分乳腺组织，使得手术达到根治和保证乳房外形双重目标的一种术式。保乳术的优点如下。

保乳术的优点

- 保留乳腺外观，降低女性心灵创伤。
- 改善患侧上肢功能，降低术后并发症发生率。
- 可获得与乳腺癌根治术几乎相同的长期生存率。

所有患者都能保乳吗

不是的。保乳术的指征需要由医生根据患者的检查结果、一般情况和既往病史确定，患者自己愿不愿意保乳也是非常重要的参考依据。另外，开展保乳治疗的医院应具备相关的设备和技术条件。

目前研究指出，1/3以上的早期乳腺癌患者具备保留乳腺的可能，对于部分病理分期较晚的乳腺癌患者，经过术前新辅助治疗仍有机会保留乳腺。

保乳术主要针对具有强烈保乳意愿和无保乳禁忌证的女性患者。

目前保乳指征
主要包括
{
临床Ⅰ期、Ⅱ期的早期乳腺癌患者。

肿瘤最大直径≤3cm。

乳房有适当体积，肿瘤与乳房体积比例适当。

单发肿瘤，无皮肤和胸壁受累征象。
}

保乳一定能成功吗

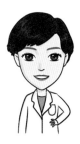

保乳术，顾名思义是指保留乳房的手术，也就是只切除肿瘤和少量周围的正常组织。保乳术首先要经过充分的术前评估，医生认为患者符合保乳的条件后，在患者和家属决定保乳的情况下保乳术才可以进行。

在保乳术中，主刀医生会将肿瘤周围的正常组织送给病理医生进行快速病理检查，在病理检查确认肿瘤周围正常组织没有癌细胞残留的情况下才算保乳成功。若病变广泛，扩大切除后第二次切缘仍不能保证切除干净，那么只能进行乳房切除术。同时，大部分患者术中还需要进行腋下的手术。

保乳术中放置的金属标志物对身体有影响吗

大部分保乳的女性在复查时会发现影像报告中提示手术区域有金属影，这是手术中放置的标志物，目的是让放疗医生在制订放疗方案时知道肿瘤原来的位置。这个金属标志物是惰性金属（比如钛金属），对身体没有影响，不需要取出，可以长期存在，不影响磁共振等检查。

保乳术之后的治疗

放疗是绝大部分保乳患者必须要做的，保乳+放疗是规范的治疗方案。当然，根据术后病理结果，有些患者还需要做化疗、靶向治疗、内分泌治疗等。一定要记得，做完手术后10天左右，要去门诊找手术医生查看病理结果，然后在医生的指导下到相关科室进行下一步的治疗。治疗顺序要听从医生的指导。

保乳术安全吗

这恐怕是所有人最为关心的问题，谈到安全性，无外乎复发和转移（对寿命的影响）这两点，那么我们就聊聊保乳术的复发和转移问题。

复发　同样病期的乳腺癌，保乳治疗和乳房切除治疗后均有一定的局部复发率。保乳治疗5年局部复发率为2%～3%，乳房切除治疗的局部复发率约为1%，不同亚型和年龄的患者有不同的复发和再发乳腺癌的风险，可以认为保乳治疗和乳房切除治疗的局部复发率是接近的。保乳治疗患者一旦出现患侧乳房复发，仍可接受乳房切除治疗。

转移　保乳治疗和乳房切除治疗在转移方面的影响，也就是对寿命的影响，是没有差异的。也就是说，患者无论接受保乳治疗，还是接受乳房切除治疗，转移和死亡的概率是相同的。

保乳术的意义

首先，乳房是女性的第二性征，能够为女性增加自信和魅力；其次，保持乳房正常的外形，可以减少女性平时穿着的烦恼；再次，有些患者乳房较大，一侧乳房缺失后，在另一侧乳房的重力作用下可能会有脊柱侧弯的风险；最后，保乳患者一般情况下恢复时间短，对手臂活动的影响较小。

希望通过以上的文字能够打消广大乳腺癌患者和家属对于保乳术的顾虑，希望更多的人了解保乳术，接受适合的治疗。

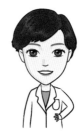

综上所述，由于保乳术和传统乳腺癌根治术具有几乎相同的远期生存率，是乳腺癌瘤体相对较小患者的首选治疗，未来将有很好的应用前景，也将有更多的乳腺癌患者从中获益。

术前化疗会耽误病情吗

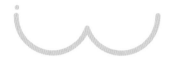

临床上有时会遇到一些患者就诊时乳房肿块直径已经有10cm大小且腋下淋巴结也很大的情况。医生可能会建议患者先行化疗，但患者担心化疗会耽误病情，要求尽快手术。

先手术还是先化疗

术前化疗

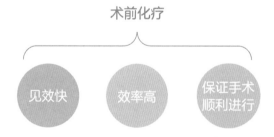

因为肿瘤很大，或肿瘤生长很快，患者想尽快手术的心情是完全可以理解的。但是，手术是有一定条件的，直径10cm的乳房肿块已经很大了，如果直接进行手术勉强切除，术后局部很容易复发，无法达到根治的目的。同时，腋下淋巴结很大也会明显增加手术清扫的难度，术中还可能损伤重要的血管、神经，所以必须通过其他治疗手段来缩小乳房肿块和可能存在转移的腋下淋巴结，这样才能够保证手术的顺利进行以及术后局部不易复发。术前化疗也称新辅助化疗，是临床比较常用的方法，见效快、有效率高，可保证手术的顺利进行。

术前化疗的方案

术前化疗方案目前多采用含紫杉类的药物，比如多西他赛/多柔比星/环磷酰胺（TAC方案）、紫杉醇/卡铂（PC方案）等，也可以采用长春瑞滨/表柔比星（NE方案）等。

患者在进行2个周期的术前化疗后，医生会评价其疗效，如果肿瘤缩小，表明化疗有效，则继续进行2个周期的术前化疗。如果2~4个周期的术前化疗后肿瘤缩小不明显或反而增大，则表明化疗没有效果，即使换用其他化疗方案也不一定见效，这时应该及时手术，以免耽误病情。

新辅助内分泌治疗

有些对新辅助化疗无效的老年患者，可以考虑采用新辅助内分泌治疗，第三代芳香化酶抑制剂对绝经后、激素受体阳性患者的效果比三苯氧胺更好。内分泌治疗的优点是不良反应小、对手术影响小。内分泌治疗的缺点是起效较慢，通常需要2~3个月才能评价疗效，所以临床上很少使用，仅用于身体健康情况较差、不能耐受化疗的老年乳腺癌患者。

手术前需要采用新辅助化疗的情况

事实上，新辅助化疗是一种较新的治疗方法，并不是每个乳腺癌患者都需要用新辅助化疗。新辅助化疗的原则和适应证如下。

新辅助化疗的原则和适应证

- 不可手术的局部晚期乳腺癌患者，用于提高手术的切除率。
- 可手术的早期乳腺癌患者，有强烈的保乳意愿，除了肿瘤大小外，其他条件均符合保乳标准，用于提高保乳的成功率。
- 设计严谨且符合正规程序的临床试验。

由于新辅助化疗毕竟还是存在化疗无效的可能，所以临床医生不会在无临床指征的情况下应用新辅助化疗。对于可手术的乳腺癌患者，原则上能尽早手术就尽早手术，避免因为化疗无效而使原本能够手术的患者丧失手术机会，能够保乳的患者丧失保乳的机会。

乳腺手术，患者应该知道什么

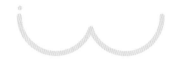

肿物穿刺是很有必要的

85%以上的乳腺癌可以通过穿刺确诊，穿刺结果对手术方案的制订有一定的参考意义。穿刺明确后肿物无须再做术中病理，减少了术中麻醉时间，降低了麻醉风险。

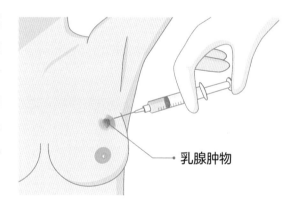

乳腺肿物

手术方式

乳腺手术方式主要有以下几种。

乳腺肿物切除活检术

只是单纯切除肿物，术中进行快速病理检查，一般针对术前穿刺良性或者诊断不明确的肿物。肿物触及不明确和乳房钙化的患者，一般会在手术当天进行超声或者钼靶定位。

保乳术或乳房切除术（针对乳腺癌患者）

如果明确诊断为乳腺癌，就要根据情况选择切除肿瘤保留乳房（保乳术），或者将患侧乳房和肿瘤全部切除（乳房切除术）。

具体的手术选择要根据医生的诊断确定，一般建议如下。

一般建议

首先，医生结合影像学检查结果和查体情况给出合理的建议，有些患者不适合保乳术或者在手术过程中发现肿瘤侵及范围广，不能保乳，则只能做乳房切除术；有些患者适合保乳并且能够成功保乳。保乳术和乳房切除术都是安全的治疗方式。保乳术后必须进行放疗，在有些情况下乳房切除术后也需要进行放疗。

保乳术中一般会放入标志物，是一种钛金属做成的小夹子，这是为了给后续进行的放疗做标记，无须取出，也不会对磁共振等影像学检查结果造成影响。

!

患者术后是否需要
进行化疗主要根据术后
病理结果进行判断，与手
术方式无关，医生会以其
专业经验给出建议，最
终的决定权在患者。

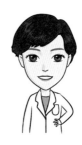

术中会不会有风险

任何手术都有风险，患者及家属要有可能出现一些意外情况的心理准备。术中麻醉可能会出现的意外，麻醉医生会在术前和家属沟通并签订知情同意书。如果一些患者存在特殊情况，医生也会在术前对患者和家属进行特殊介绍。

腋下也需要手术

大部分乳腺癌患者不仅要接受针对乳腺的手术，也要接受针对腋下的手术。腋下手术分为两种。

前哨淋巴结活检术

主要针对术前检查不考虑腋下淋巴结转移的患者。取出几个腋下淋巴结，术中进行快速病理检查，若术中病理提示腋下淋巴结转移，则需要进行腋下淋巴结清扫；若术中病理未提示腋下淋巴结转移，则无须清扫。

腋下淋巴结清扫术

术前检查若考虑腋下淋巴结转移，则术中直接行腋下淋巴结清扫。

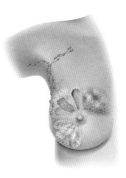

术中快速病理无法定性，术后需要二次手术的情况

1. 有些患者的肿瘤病理学形态特殊，术中病理可能无法明确，那么就要在切除肿瘤后等待下一步的术后病理，待术后病理结果明确后再决定是否需要进行第二次手术。

2. 术中快速病理提示良性，术后病理也有可能诊断为恶性。

3. 保乳术术中快速病理提示切缘没有肿瘤残留，但术后病理诊断有肿瘤残留。

4. 前哨淋巴结活检术中快速病理未提示转移癌，但术后病理诊断为淋巴结转移癌。

以上情况可能需要进行二次手术。

要不要做乳房重建手术

　　有些患者无法接受一侧没有乳房的情况或者希望保持自己的美丽和自信，对于这样的患者可以选择进行乳房再造。乳房再造的方式主要有以下几种：术中即刻假体再造；术中放置组织扩张器，进行适当的组织扩张后二次手术置换成假体；利用自体组织（如背阔肌），术中即刻乳房再造。

　　乳房再造对预后没有任何负面影响，但是乳房重建术后大部分患者的双侧乳房对比仍然会有一定差距，无法做到完全对称。

特别提示：60岁以上或肥胖患者，建议购买防血栓弹力袜，术后穿戴以预防血栓发生，血栓是并不少见且常会危及生命的并发症。

为什么要做前哨淋巴结活检

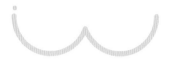

19 世纪末

美国著名外科学家Halsted创造性地提出了乳腺癌根治手术，即切除整个患病乳腺连同肿瘤周围至少5cm宽的皮肤、乳腺周围脂肪组织、胸大肌、胸小肌及其筋膜和腋下、锁骨下所有脂肪组织和淋巴结。

20 世纪中期

乳腺癌的手术治疗又经历了扩大根治术和改良根治术的变革，无论哪种术式，腋下淋巴结清扫属于标准模式，但术后极易出现疼痛、麻木、淋巴水肿、活动受限等并发症。

20 世纪后期

前哨淋巴结（SLN）的概念被提出，并逐渐应用于乳腺癌腋下淋巴结的处理。经过大量的研究证实，前哨淋巴结活检（SLNB）能够很准确地评估整个腋下淋巴结的状态，并且行前哨淋巴结活检患者的预后和行腋下淋巴结清扫患者的预后相近，更重要的是出现并发症的概率比行腋下淋巴结清扫的患者明显降低，所以前哨淋巴结活检逐渐成为乳腺癌腋下淋巴结评估的标准术式。

什么是前哨淋巴结

前哨淋巴结是人为给出的一个定义，对乳腺癌来说，就是乳腺癌经过淋巴系统向腋下转移时最早发生转移的一组淋巴结。

如何寻找前哨淋巴结

目前常用的是核素和染料标记的方法，也就是说在原发灶周围或者乳头、乳晕下注射染料，染料会短时间内沿皮下淋巴管逐渐"流"进腋下淋巴结，手术医生会看到被蓝染的淋巴结，它们就是前哨淋巴结。

大部分患者会发现做完前哨淋巴结活检，皮肤上会出现一块蓝色的印迹，经久不掉，这是术前注射染料留下的，如同留下了一个永久的文身。

什么情况下做前哨淋巴结活检

1　　早期浸润性乳腺癌。

2　　临床查体和影像学检查不考虑转移。

3　　临床腋下淋巴结阴性，新辅助化疗后对于前哨淋巴结活检指征的把握在一个总的准则之内不同医生会因为患者的不同情况而略有不同，一次成功的前哨淋巴结活检需要由经验丰富的医生进行，以求降低假阴性率，并且需要优秀的病理科医生参与。

前哨淋巴结活检的意义

前哨淋巴结活检和腋下淋巴结清扫一样可以对肿瘤进行分期，两者有着相近的治疗效果和预后。

最重要的是，
前哨淋巴结活检不会像
腋下淋巴结清扫那样带来严
重甚至伴随终生的并发症，
使得乳腺癌患者生活质量
得到了极大提升。

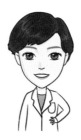

前哨淋巴结活检后还需要做腋下淋巴结清扫吗

前哨淋巴结活检之后，术中或者术后病理诊断发现淋巴结转移，那么大部分情况下需要进行腋下淋巴结清扫以达到肿瘤分期和治疗的目的。若前哨淋巴结活检提示淋巴结无转移，则一般不再行腋下淋巴结清扫。

每个患者的情况不同，因此在选择手术方式时，建议听从医生的建议，以达到最佳的治疗效果。

乳腺癌改良根治术后最可能发生的两个并发症

改良根治术是目前我国最常用的乳腺癌手术方式，大部分患者接受的都是改良根治术。改良根治术是做一个较大的切口，先将乳房全部切除，然后清扫腋下淋巴结。这种方式可能发生的手术并发症中常见的有如下两个。

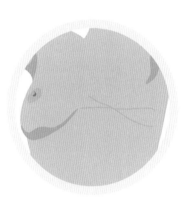

术后切口愈合困难

乳腺癌术后切口的愈合是指整个乳房切除后表面的皮肤完全和深部组织贴合好，腋下皮肤和深部组织贴合好、黏牢。医生会在患者的手术区域中放置负压引流管，将渗出液全部引流出来。手术区用绷带将胸部绑紧，使皮肤和深部组织贴合好。患者应该配合医生尽量少动患侧的肩关节，尤其是尽量少做肩关节外展运动，避免皮肤移动而影响愈合。

有些老年患者、肥胖患者、合并糖尿病的患者等，手术切口的愈合可能会比较困难；如果出现局部皮肤没有贴合好，容易发生皮下积液，反过来更加不利于皮肤贴合牢固。另外，皮肤血供不好也可能导致局部皮瓣的损伤和坏死。一般来说，顺利的话，手术切口愈合一般需要2周时间；不顺利的话，可能需要1～2个月甚至更长的时间手术切口才能愈合。如果出现手术切口愈合不良，医生会采取一系列措施，患者应该保持耐心并增加信心。

术后出血

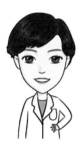

任何外科手术都有术后出血的可能。手术中，医生会仔细保护患者的重要血管，避免损伤，同时将小血管结扎到位。手术结束的时候也会尽量彻底止血，将术后出血的发生率降到最低。患者要配合医生，在术后24小时内做任何动作都要缓慢、轻柔。幅度过大的动作可能导致一些小血管的破裂出血。即便如此，仍有一些乳腺癌患者会发生术后出血，少量出血可以局部处理，如用药或加压包扎等；较大量的出血可能需要手术止血。

!

总之
改良根治术后的患者应该遵从医嘱，全力配合治疗，增强康复的信心！

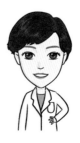

为什么要往胸部"打水"

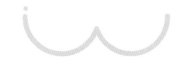

"乳腺癌术后需要'打水'是什么意思？我也做了手术，要不要'打水'呢？"现在我为大家讲一讲为什么有些患者术后需要"打水"，"打水"到底是怎么回事。

乳腺癌术后都需要"打水"吗

当然不是。只有做了乳房切除术，同时又置入了皮肤扩张器的患者，术后才需要到医院"打水"。

在这里和大家讲一下乳房再造。对于乳房切除的患者，可以通过置入乳房假体进行有效的乳房再造，这样不仅治疗了疾病，患者也不会因为乳房的缺失而影响生活质量。但是有些时候，因为病情所致，乳房切除的同时不得不切除部分皮肤，当剩余的皮肤不够用时，就不能马上置入乳房假体。这个时候医生还有别的办法，那就是置入皮肤扩张器。

通俗地讲，皮肤扩张器就是一个具有良好弹性的水囊，这个水囊可以通过注水而不断胀大。置入皮肤扩张器初期，由于水囊体积较小，可以轻松缝合皮肤而不致张力过高。当皮肤愈合后，再往皮肤扩张器里定期注入无菌生理盐水（"打水"），慢慢撑开皮肤，循序渐进，皮肤也就被渐渐拉伸，直到皮肤扩张到能够轻松容纳乳房假体后，再通过手术取出皮肤扩张器，同时在原有的空间里置入体积相当的乳房假体，从而达到良好的乳房再造效果。

如何向扩张器"打水"

皮肤扩张器的结构如图所示，包括具有弹性的水囊、用于"打水"的注射阀门和连通水囊与注射阀门的软管。注射阀门通常会埋在皮下，用手摸的话，可以轻松得感觉到。"打水"的过程就是用注射器连上一根很细的针头，穿入注射阀门，将无菌生理盐水缓缓地通过软管和阀门注射到水囊中。当针头拔出后，阀门可以自动封堵，不会让其中的水反流出来。由于针头比较细，加上乳房全切后皮肤感觉的缺失，患者在"打水"的过程中几乎感觉不到疼痛。

"打水"要持续多久

"打水"的持续时间因人而异，一般每次"打水"后，胸部有种胀胀的感觉就比较合适。医生会根据患者的皮肤情况还有主观感受决定每次注入多少无菌生理盐水。一般情况下，每2~3周"打水"一次，差不多半年就可以将皮肤扩张到满意的大小。

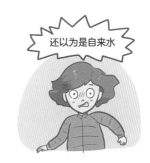

还以为是自来水

扩张器置入后的注意事项

无论从质感上，还是坚固度上，皮肤扩张器都无法代替乳房假体。所以当皮肤扩张满意后，还是需要将皮肤扩张器更换为乳房假体，以达到最佳的治疗与美容效果。

皮肤扩张器作为一过性的替代用品，有时会在外力冲撞、剧烈运动、锐器刺伤或者放疗后出现破裂，继而导致漏水。如果患者发现置入皮肤扩张器的胸部突然变小了，要马上到医院就诊。

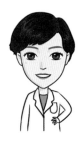

重建乳房用乳房假体好还是自体组织好

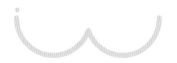

　　大部分患者在乳腺癌初诊时已处于Ⅱ～Ⅲ期，且发病年龄偏年轻化，受一些客观条件和主观意识的影响，80％以上的女性患者接受了乳房切除术（个别医院这个数据会低于70％），她们中的大多数将会在缺少一侧乳房的情况下度过一生。

　　近年来人民生活水平逐渐提高，大家不再满足于生存，而是更关注生活质量，因此，乳房切除术后的乳房重建术现已在我国开展起来。许多乳腺癌患者在乳房重建术时，会面临乳房假体和自体组织的抉择。现在我就为大家简单介绍一下乳房假体和自体组织重建。

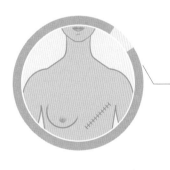

80％以上的女性患者接受了乳腺全切手术

安全性

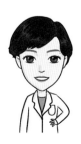

做完乳房重建术会不会影响寿命，这是乳腺癌患者最关心的问题。结论是明确的，做乳房重建术的女性和不做的女性预后是没有差别的。

重建方式

目前共有两种常见的乳房重建方式，即乳房假体重建和自体组织重建。

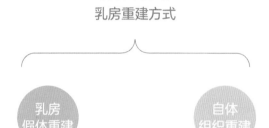

两种常见的
乳房重建方式

乳房
假体重建

自体
组织重建

乳房
假体重建

一般是将充有硅凝胶的乳房假体置于乳房切除后的胸大肌后方，若胸大肌组织不足，则需要补片修补。有些术后需要放疗的患者，可以先置入皮肤扩张器，术后定期"打水"，待形成足够的腔隙后，选择合适的时机将皮肤扩张器更换为乳房假体。

- 优点

手术方法简单、无供区并发症、手术时间相对短、术后恢复快于自体组织重建。

- 缺点

重建乳房与对侧乳房对称性差，可能出现包膜挛缩，使得重建的乳房触感较硬。

- 适宜人群

乳房没有明显下垂或者仅轻微下垂、乳房体积相对小的患者。

自体
组织重建　　　是指将自身供区的组织皮瓣移至前胸壁，供区包括腹部、后背、臀部或大腿，其中以背部和腹部较为常见。

- 优点

采用自体组织重建乳房，通常在外形和手感上比采用乳房假体重建的效果更加自然。如果患者对侧乳房体积大且下垂，患者又不愿意调整对侧乳房，这时通过自体组织重建的乳房往往与对侧乳房更为相配。

- 缺点

手术时间和恢复时间较乳房假体重建更长。

　　以上就是对乳房假体重建和自体组织重建的简要介绍。一般医生会根据患者的病情和客观条件给出专业的建议，所以女性朋友无须过多担心，听从医生的建议就可以了。

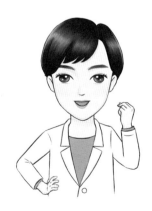

乳房假体会导致癌症吗

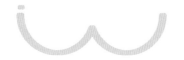

经常有一些并不专业的医学网站推送一些耸人听闻的言论，近期有患者把一篇文章推送给我，里边就包括一些关于置入乳房假体之后会导致癌症之类的言论。

> ● 美国食品药品管理局报告
> 乳房假体与间变性大细胞淋巴瘤之间可能存在关联，间变性大细胞淋巴瘤是一种罕见的免疫系统肿瘤，可在身体的任何部位发生，最常见的是淋巴结和皮肤。

> ● 美国食品药品管理局认为
> 置入乳房假体的女性患间变性大细胞淋巴瘤的风险有所增加，然而，这并不意味着这些乳房假体会导致间变性大细胞淋巴瘤，还需要进一步的研究以了解病情与乳房假体之间的关系。

请女性朋友注意，这里的乳房假体不仅是指乳房切除术后置入的乳房假体，更多的是指为了美观在未患乳腺癌的女性乳房中置入的乳房假体。

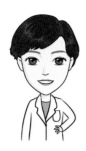

研究表明，间变性大细胞淋巴瘤通常位于乳房假体周围的瘢痕组织内，而不是乳房本身。由乳房假体导致间变性大细胞淋巴瘤的终身风险为1/30 000～1/4 000。治疗包括手术去除假体和肿瘤，当早期发现时，间变性大细胞淋巴瘤通常是可以治愈的。

乳房假体与癌症之间的任何关联都会让人担忧，但这并不意味着女性患者要因为这种极小的风险而去除乳房假体或者放弃术后乳房重建。

不管是为了美丽而置入乳房假体的非乳腺癌女性，还是因乳腺癌行乳房切除术后置入乳房假体的女性，追求美丽是没有错的，不要过度忧虑。乳腺癌术后检查时，会对乳房假体重建的一侧进行超声、CT甚至磁共振检查，可以及时发现问题。同时提醒接受乳房假体置入的非乳腺癌女性，一定记得定期检查。

乳腺癌术后患者与家属应该注意的事项

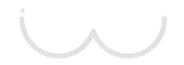

对于患者和家属来说，在术后应该具备哪些常识来应对各种情况呢？跟着我一起来看看吧！

麻醉清醒

一般来讲，患者术后回到病房之前，在手术室或恢复室已经麻醉清醒了。如果麻醉未清醒，患者须平卧，麻醉清醒后患者才能枕枕头。

患者麻醉没有完全清醒或平卧时想咳嗽、咳痰，头应该侧向一边，以防止呛咳、误吸等情况的发生。

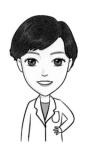

患者在术后3小时内应尽快解小便，以免引起不适感。3~4小时后如果没有不适症状，可以将床头摇起15°~30°，以患者舒适为宜。8小时后，患者如果没有恶心、呕吐等症状，可以将床头进一步摇起，进少量水。如果没有呕吐，10小时后可以喝点儿稀粥。一般情况下，患者术后第一天就可以开始恢复正常饮食。如果患者出现恶心、呕吐等症状，应该及时通知医生或护士。

氧气管道及心电监护装置

患者及家属不要随意拔除氧气管道及心电监护装置，一般情况下护士会于术后次日上午将其拔除。如果有胸带，因胸带需要加压包扎伤口敷料，患者可能感觉呼吸不顺畅。如果感觉胸带过松或者过紧，可通知医生处理。如果伤口敷料出现渗血或渗液，应该及时通知医生。

引流管、输液

患者如果放置了引流管，注意引流管不要打折、扭曲，长度以患者在床上活动方便为宜，以防滑脱，引流装置负压状态以半瘪为宜。如1～2小时内流出大量血性引流液，应立即通知医生。术后护士会根据医嘱给予患者静脉输液，输液过程中如果患者出现恶心、呕吐、寒战、发热等不适症状，应该及时通知医生及护士。

术后活动

术后早期活动应该循序渐进，既不能畏首畏尾，也不可操之过急。患者麻醉清醒后，就可以在床上进行深呼吸和四肢伸屈活动，若长时间平卧不适，可以朝未行手术侧侧卧。

术后次日，患者可在床上、床旁坐起，在床边站立5分钟，如果没有不适感，就可以沿着床边或在室内走动，逐渐增加活动量及活动范围。

术后由于带有引流管、切口疼痛以及害怕伤口裂开等原因，多数患者不敢活动，甚至在床上翻身都有顾虑，其实这样做是不利于术后身体恢复的。术后患者应该及早开始活动，这样不仅可以促进身体的恢复，还能减少并发症的发生。如经常翻身、做深呼吸运动、咳嗽、咳痰，可增加肺通气量，有利于肺、气管内分泌物排出，减少肺炎、肺不张等疾病的发生。术后早期活动能促进血液循环，加速伤口愈合，避免静脉血栓的形成。术后早期活动还能促进肠蠕动，减少腹胀，增进食欲；促进排尿，防止尿潴留。

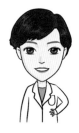

当然，术后早期活动并不是随意、无限制的，而是要根据患者的恢复情况进行，以不过度劳累为宜。活动的时候，动作要缓慢，以免引起伤口的疼痛。患者下床要穿防滑鞋，防止跌倒。引流管要固定好，可用别针别在衣服口袋处，以免引流管滑脱或引流液倒流。如果患者发生大出血、极度衰弱等情况，则不宜离床活动。

预防下肢深静脉血栓

在血栓性疾病中，下肢深静脉血栓是发病率较高且危害较大的一种。早期症状是下肢肿痛，尤其是突发的单侧下肢肿胀、疼痛。局部感到沉重或疼痛，在站立和行走时疼痛加剧的患者，应高度警惕下肢深静脉血栓的可能。术后下肢深静脉血栓重在预防，以下就是预防的关键。

预防下肢深静脉血栓的关键

- 对容易发生下肢深静脉血栓的高危人群，如肥胖、有下肢外伤史、高龄、长期卧床及合并高血压、糖尿病的患者，在手术前应该和手术医生、麻醉医生积极沟通，告知上述情况。医生会在评估病情的基础上制订有针对性的预案，必要时及早给予相应的药物，同时加强凝血功能的监测。

- 术后患者需要卧床的，早期应该勤翻身，尽早开始床上活动和早期下床活动，深呼吸，有效咳嗽，足、趾经常主动活动并屈伸下肢，这样可以减少静脉血淤滞。高危患者应抬高下肢20°~30°，以促进血液回流，必要时下肢穿医用弹力长袜。

- 加强饮食护理，宜食用清淡、低盐、低脂，富含维生素、蛋白质和膳食纤维的食物，预防便秘的发生，以免因排便困难而致腹压增高，进而影响下肢静脉回流。

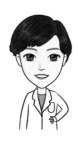

最后提醒大家，手术后患者的所有动作都要适当放缓，术后去卫生间尽量有人陪伴。一旦出现心慌、头晕等情况应及时通知医生，谨防跌倒、碰伤等。

术后切口疼痛，需要告诉医生吗

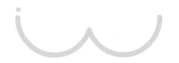

手术后疼痛是指手术后即刻发生的急性疼痛（可持续7天），性质为伤害性疼痛，是临床最常见和最需紧急处理的急性疼痛。一般来讲，术后切口急性疼痛如果治疗不充分，不能在初始状态下被充分控制，可能转变成慢性疼痛（术后持续3个月以上的疼痛）。从急性疼痛发展到慢性疼痛的机制是神经元疼痛阈值降低，痛觉过敏，疼痛反应的敏感性增强。

乳腺手术后疼痛的发生率据统计为25%～56%，疼痛会给患者的机体和心理带来很大影响，医生和患者均应该采取正确的态度和方法来对待术后切口疼痛。

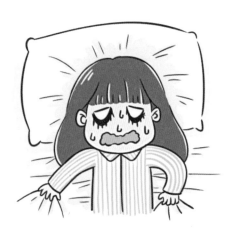

好痛啊……

术后切口疼痛的原因

麻醉作用消失

一般来讲，麻醉作用消失后患者就会开始感觉切口疼痛，24小时内疼痛最剧烈，2~3天后逐渐减轻。剧烈的疼痛可能影响患者身体各器官的生理功能，所以如果出现剧烈疼痛，就要及时通知医生或护士。

个体差异

每个人的疼痛阈值不同，对疼痛的表现也不同。疼痛阈值越高，对疼痛的耐受性越好；疼痛阈值越低，对疼痛的耐受性越差。

术后咳嗽、翻身、上肢大幅度活动，甚至腹胀、膀胱膨胀等也可因牵拉而引起疼痛。

环境因素

术后患者需要一个安静、舒适的环境，以得到最好的休息与睡眠。嘈杂的环境会影响患者的休息，使其对痛觉变得更加敏感。

心理因素

心理因素对术后切口疼痛有着重要的影响。如果患者出现轻微症状，家属就惊慌失措，这反过来会降低患者对疼痛的耐受程度。如果患者对医护人员不信任、怀疑手术效果、产生恐惧感，使精神过度紧张，也会导致其对痛觉过分敏感。

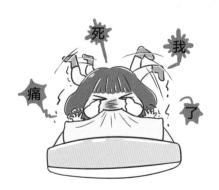

术后切口疼痛的影响

术后的疼痛会使患者心率增快、血管收缩、心脏负荷增加、心肌耗氧量增加，增加冠心病患者心肌缺血及心肌梗死的危险性；还会引起交感神经系统的兴奋，增加全身氧耗，对缺血脏器有不良影响。

术后疼痛引起的神经系统、内分泌系统功能紊乱会影响机体正常的分解代谢，加重患者的负氮平衡，并可能影响肌肉的正常功能；严重的疼痛可引起胃肠道反应，出现恶心、呕吐、消化能力下降、食欲减退并影响睡眠。

术后疼痛对呼吸系统的影响

- 疼痛时，因保护性反射引起咳嗽障碍和深呼吸障碍。

- 使膈神经兴奋的脊髓反射性抑制，引起术后肺功能下降。

- 疼痛导致患者呼吸浅快、辅助呼吸肌僵硬，致通气量减少、无法有力咳嗽以清除呼吸道分泌物，导致术后出现肺部并发症，进而延长术后恢复时间。

在心理方面，术后疼痛可导致患者焦虑、恐惧、无助、抑郁、愤怒、敏感、沮丧；甚至可造成家属的恐慌、手足无措，引发家庭危机。

此外，术后切口疼痛可使机体免疫功能下降，不利于术后康复。

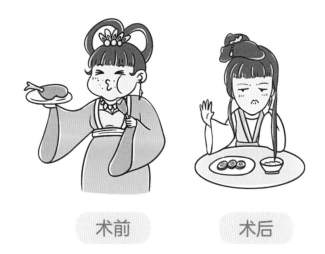

术前　　　术后

如何应对术后切口疼痛

在麻醉作用消失后数分钟至数小时，患者一般会出现轻微的切口疼痛、呈烧灼样持续疼痛，少数患者为刀割样剧痛，呈强迫体位、烦躁、盗汗、一般24小时内疼痛剧烈，2～3天后疼痛逐渐减轻或消失。对于这种疼痛，患者和家属切莫着急、恐慌，大部分可以自行恢复，也不会留下后遗症。患者于疼痛期间应注意不要大幅度活动，避免剧烈咳嗽。如果疼痛较明显，可以告知医生或护士，他们一般会给患者使用非甾体抗炎药以缓解疼痛。如果是切口及引流管处有明显疼痛，应立即通知医生，以判断是否存在局部粘连的可能性，是否有炎症。

在一些情况下，麻醉医生会给患者使用自控止痛泵（PCA），当患者意识到疼痛发生或加剧时，按压控制按钮，即可将事先设定的止痛药注入体内。这种由患者自己管理的给药方式准确性高，能维持有效的血药浓度，使患者持续无痛。

如果采用上述方法后疼痛仍然不能控制，或疼痛剧烈，医生可能会用到弱阿片甚至强阿片类药物（如曲马朵、哌替啶等），医护人员会根据患者术后疼痛强度的变化调节输液泵的药物输入速度，使止痛药的血药浓度保持在恒定水平，从而达到最佳止痛效果。

需要强调的是，手术后轻中度疼痛是正常的，尤其是创面、下方引流管口处，有些患者放置腋下引流管也会出现腋下疼痛。患者有时会出现在某一体位时疼痛明显，换成另一体位（如翻个身）后疼痛立即明显减轻甚至消失的情况。出现疼痛不用紧张，患者应放松心情，多数疼痛会自行消失，不会影响术后恢复。如果疼痛严重，可以告诉医生，必要时医生会查看伤口，调整引流管位置，给予相应的处理。

总之，术后的轻微疼痛属于正常现象，好好的皮肤切开个口子肯定会痛的。多数疼痛过段时间就会消失了，有什么情况可以及时告诉医生。重要的是不要紧张和恐慌，放松心情，好心情有利于身体的恢复。

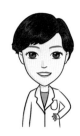

乳腺癌患者手术后应该做什么

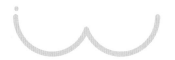

　　有些患者或家属以为手术做完了，瘤子切掉了，就万事大吉了；还有些患者或家属则急切地咨询医生下一步的治疗计划。在这里，我就将手术之后要做的事情告诉大家，希望能够让粗心的人不忘记事情，让焦急的人变得淡定、从容。

步骤 1　●　初步了解病情、预约换药时间

　　做完手术，患者很快就要出院了，出院前患者或家属记得找管床医生初步了解病情，要清楚患者做的是什么手术、出院后需要注意什么。此时术后病理结果还没出来，医生需要根据病理结果才能研究、确定下一步的治疗方案。和医生确定换药时间，医生会根据情况给患者预约换药时间，患者只需要按时间来医院换药即可。

步骤 2　●　预约时间查看病理结果

　　术后病理一般在7~10个工作日出结果，家属可以在出院前找管床医生预约，并按照预约时间就诊。医生会根据病理结果和患者的具体情况制订下一步的治疗方案。

步骤 **3** ● 进行下一步治疗

接下来，患者的伤口好得差不多了，就可以做下一步的治疗了。根据病情，有些患者可能因为切缘不净或者前哨淋巴结术后发现有转移等特殊情况需要再进行一次手术。大部分患者接下来可能要接受化疗、放疗、靶向治疗、内分泌治疗等。治疗的顺序一般是化疗（伴或不伴靶向治疗）、放疗、内分泌治疗。不管什么治疗，都需要提前预约。

在做每一项治疗的时候最好问一下主诊医生下一项治疗做什么、预计什么时间做，早做准备。比如化疗之后需要放疗，而放疗预约时间相对较长，若是确定患者需要接受放疗，那么家属就可以提前预约，以免延误治疗。

步骤 **4** ● 常规复查

所有的治疗结束后，就是常规复查啦。患者一定要按照医生给出的时间按时到医院进行复查，只有这样，才能及时发现问题。

聊聊乳腺癌的术后治疗

第六章

术后化疗应该何时开始

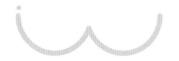

大家首先需要明白一件事情，乳腺癌术后化疗针对的是浸润性乳腺癌，原位癌是不需要化疗的。至于哪些浸润性乳腺癌患者需要化疗，哪些不需要化疗，参考的指标很多，比如年龄、肿瘤大小、组织学分级、淋巴结转移数目、激素受体状况、Her-2、Ki-67等。

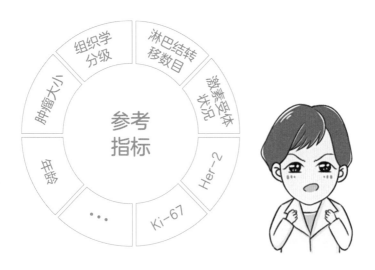

作为一名患者，是不需要花费心力去理解、掌握化疗指征的，专业的医生会综合考虑肿瘤的临床和病理特征、患者的身体状况、意愿以及化疗可能带来的获益和不良反应等因素，得出一个明确的结论，患者只要根据医生说的做就好啦。有些患者可能需要进行进一步检测（比如21基因检测）来明确是否需要化疗。

术后化疗何时开始

很多患者在手术前会询问"医生，手术后什么时候开始化疗？"，手术之后部分患者会担心"都4周了，我的伤口还没长好，再不开始化疗是不是就太晚了？"大多数患者手术后先进行化疗，术后什么时候开始化疗最好，指南上没有给出定论。汇总现有的研究来看，手术后30天内、60天内、90天内开始化疗没有发现预后上的差别。

目前一般建议待伤口愈合良好之后开始化疗，大部分患者可以在术后3～5周开始化疗。如果术后立即开始化疗，因为伤口感染而导致化疗停滞的可能性很大。

化疗前需要注意什么

在化疗前医生会开出相应的血液和影像学检查，比如血常规、肝肾功能、心电图、超声心动图、B超、CT甚至骨扫描等，目的是评估患者的一般状况，作为患者只需要听医生的安排就好啦。在生活上，患者应该注意加强营养，均衡饮食，为了扛住化疗的"折磨"而增强体质。至于化疗用什么方案、怎么用，还是听医生的建议吧。

化疗会很难受吗

化疗是全身治疗，药物作用于癌细胞的同时，也会对正常的细胞产生影响，进而导致副作用的发生。骨髓抑制是化疗最常见的副作用之一，主要表现为白细胞下降，所以医生一般会在化疗后第5天左右开始安排患者检查血常规，一般是一周查两次，一直查到下一次化疗开始前。若白细胞 $< 3.0 \times 10^9$/L 或者中性粒细胞绝对值 $< 1.5 \times 10^9$/L，则宜先暂停口服化

疗药（如有口服化疗药的话），并行短效"升白针"注射，一般至少连续注射3针。针对某些化疗方案，医生会选择预防性应用"升白"治疗。

化疗的另外一个常见副作用是脱发，虽然这种脱发是暂时的，一般在化疗停止后半年头发就会重新长出来，但这依然是女性很在乎的事情。患者可以在化疗前准备好假发、帽子等以应对脱发的尴尬。虽然头发会因为化疗而暂时脱落，但女性朋友还可以通过清淡得体的妆容、优雅美丽的服饰让自己看起来美美的。

在化疗的常见副作用中，还包括胃肠道症状（恶心、呕吐、食欲下降等）。虽说现在的辅助药物可以尽量减轻胃肠道症状，但是很多患者的表现还是很明显。为了自己的身体，可以清淡饮食、少量多餐，尽量选择一

化疗的常见副作用

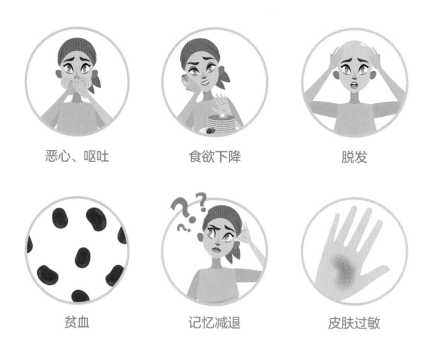

恶心、呕吐　　　　食欲下降　　　　脱发

贫血　　　　记忆减退　　　　皮肤过敏

些热量充足、富含蛋白质及维生素的食物，比如鸡、鸭、鱼、虾、瘦肉、鸡蛋等。

　　一些患者还会出现过敏反应、周围神经损伤（手、脚、唇麻木）、肝损伤等，医生会给出相应的处理，患者无须过度焦虑。

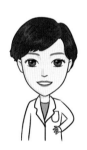

　　需要注意的是，大多数患者都会有中心静脉置管，一定要注意定期换药、保持置管部位清洁，防止感染。置管的位置和方法不同，注意事项也会有所不同，所以在置管后患者或家属要记得咨询医生相关的注意事项。

　　最后再说一点，个别患者可能会想，虽然医生建议我化疗，但是我能不能不听医生的建议，不进行化疗呢？这种想法真的很不可取，因为只有规范的治疗才能为生命保驾护航，所以，还是听从医生的专业建议吧。

聊聊化疗那些事儿

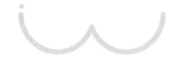

化疗是化学药物治疗的简称，主要有静脉输注和口服两种给药途径，在乳腺癌的治疗过程中，化疗常需要和手术、放疗、内分泌治疗等其他治疗手段联合使用，杀死癌细胞，达到提高治愈率、减少复发率、延长生存时间、提高生存质量的目的。

什么情况需要化疗

术后辅助化疗

部分乳腺癌患者在手术切除肿瘤组织后需要接受化疗，目的是杀死人体内难以被检测到的癌细胞，减少肿瘤的复发率，这种方法被称为术后辅助化疗。医生根据患者的身体情况、年龄、肿瘤大小、组织学分级、淋巴结转移数目、激素受体状况、Her-2、Ki-67等判定患者是否需要进行术后辅助化疗，有些早期乳腺癌患者可能还需要进行21基因检测以辅助评估复发风险，决定是否需要术后辅助化疗。

新辅助化疗

不要以为化疗只在手术后使用，在某些情况下，如肿瘤体积较大不易切除、腋下淋巴结转移严重等，医生也会在术前使用化疗，在缩小切除范围的同时最大程度地保证切净肿瘤组织，这种方法又称为新辅助化疗。新辅助化疗在缩小肿瘤大小的同时，可以杀灭全身的癌细胞，而且通过评估肿瘤对术前化疗的反应，医生可以了解肿瘤对化疗药物的敏感性，根据不同情况调整化疗方案。

晚期
乳腺癌
的治疗

对于有远处转移的患者，化疗是主要的治疗手段之一，其他还有靶向治疗、内分泌治疗、免疫治疗等，需要根据具体情况选择。晚期乳腺癌化疗的主要目的是延长生存时间、提高生存质量，而非治愈疾病。

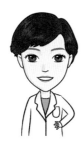

专业的医生会综合肿瘤的临床和病理特征，患者的身体状况、意愿以及化疗可能带来的获益和不良反应等各个方面的因素，明确患者是否需要进行化疗以及用什么药物化疗，患者只需要听从专业医生的建议即可。

化疗的副作用

化疗是全身治疗，药物作用于癌细胞的同时也会杀伤正常细胞，产生一系列副作用，其中大部分的副作用是暂时的，通常在化疗结束后可以逐渐缓解。但在某些情况下，化疗也会对人体产生长期甚至终生的影响。

短期副作用

化疗药物在杀灭癌细胞的同时，会不可避免地伤害到一些正常组织，如毛囊、骨髓和消化道等。化疗常见的短期副作用有脱发、骨髓抑制、食欲不振、恶心、呕吐、口腔溃疡、口唇及手脚麻木等。这些副作用的程度和持续时间取决于化疗药物的用法和医生采取的应对措施，患者在出现这些症状时不要焦虑、惊慌，而是应该及时就诊。

骨髓抑制是化疗最常见也是较为凶险的副作用之一，多表现为中性粒细胞下降，这会增加患者感染的风险，所以医生会建议患者在化疗前后规律复查血常规。若中性粒细胞下降，医生会应用"升白"药物帮助患者的骨髓功能快速恢复，同时还会为骨髓抑制严重者调整化疗方案。

恶心、呕吐也是常见的化疗副作用，除了应用止吐药物外，患者也可以调整一下自己的饮食结构，清淡饮食，多食用高蛋白、热量充足的食物，如禽类、鱼虾、瘦肉等。

长期副作用

不孕

部分化疗药物会影响卵巢功能，从而导致月经周期不规律，甚至出现停经、潮热、阴道干燥等症状。一旦卵巢停止排卵，就会造成女性不孕。此外，化疗药物也有可能对胚胎造成极大的影响，因而医生建议女性患者在化疗过程中应做好避孕工作。有生育需求的患者应该在化疗前和化疗结束后咨询化疗医生和妇产科医生的建议，制订合理的生育计划。

骨质疏松

因化疗致停经的患者并发骨量流失的风险很高，从而引起骨质疏松，因而医生建议这部分患者要规律检测骨密度，必要时应用药物预防骨质疏松。

心脏损伤

化疗有可能引起心肌损伤，从而造成心脏结构和功能的改变，这种副作用基本上是不可逆的，虽然发生概率较小，但仍然值得重视。这就要求使用有心脏毒性化疗药物的患者要听从专业医生的建议，定期复查心电图或超声心动图，充分评估心脏功能。

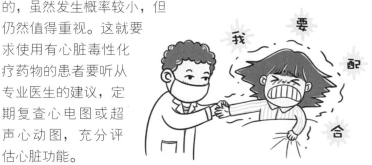

接受化疗前需要做哪些准备

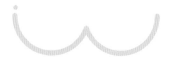

俗话说得好，主动出击，强过被动挨打，为了在治疗过程中保持最佳的身心状态，取得最佳的疗效，大家可以在化疗前进行哪些准备呢？

了解相关知识，调整心理状态

"化疗"这个词对于大部分新患者来说或多或少都带有一丝恐怖的色彩，恐惧除了来源于疾病和治疗本身外，更多是源于思想上放大了化疗的副作用。因此我们应该通过一些规范的渠道了解疾病、治疗以及治疗的副作用，树立战胜疾病的信心，从根本上消除对疾病本身以及后续治疗的疑惑和恐惧。新患者可以加入专业的病友群，吸取他人的经验，避免走弯路，还可以结合病友分享的成功案例和自身情况，走出一条属于自己的抗癌之路。

从小事做起，提升整体健康状态

化疗同样会对机体的正常细胞造成影响，为了使随之而来的副作用最小化，需要患者在化疗前将自己的整体健康水平调整到比较良好的状态。做到这一点并不难，可以从以下几件小事做起。

1. 保持良好的睡眠，让身体得到充分的休息，必要时可以在医生的指导下短期使用助眠药物。

2. 在力所能及的范围内进行适当的体育锻炼，增加体力。

3. 平衡饮食，多吃蔬菜、水果及全谷物食物。

4. 学会调整心态，将身心压力最小化。

5. 从小事着手，避免感染，比如在进食前清洗双手或使用手消毒液、加强口腔卫生、在接触污物时戴好手套等。患者可以和医生沟通，决定是否有必要注射相关疫苗，减少流感等疾病的感染概率。

6. 定期检查血常规、肝肾及心脏功能，发现问题及时反馈给医生，调整治疗方案。

提前为化疗可能出现的副作用做准备

有生育需求或者想要最大程度保留卵巢功能的患者可以在化疗前到正规的专业医院就诊，提前冰冻生殖细胞或部分卵巢组织，在化疗疗程结束后的适当时间将其重新植入体内，将化疗对生殖功能的影响最小化。对外表有要求的患者可以提前准备好一顶适合自己的帽子或者假发，让自己即使在化疗后出现脱发问题时也能保持美丽，提升自信。

提前规划化疗前后的工作与生活

患病并不意味着失去了正常的工作与生活，一次化疗通常在短期内即可完成，化疗周期也相对固定，只要提前协调好治疗与工作、生活的关系，患者仍然可以在化疗间歇期回归正常的生活轨迹。提前做好计划可以帮助患者减少无所事事带来的焦虑感，做一些力所能及的工作可以帮助患者分散注意力，减轻痛苦。

❗
对待疾病要不急不缓，不骄不躁，希望大家都能正确地面对疾病与治疗，早日战胜病魔！

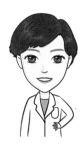

如何处理化疗后发热

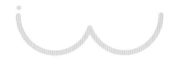

发热是乳腺癌患者在化疗期间较容易出现的情况。不论是化疗后低热不断，还是高热不退，都带给患者很多困扰。那么化疗患者常出现的发热究竟是什么原因导致的？哪些情况需要尽快到医院就诊呢？

化疗引起发热的原因有很多，大致可以分为以下几类。

非感染性发热

药物热

一些药物（包括少数化疗药物）会引起发热，称为药物热。药物热常在用药后24小时内出现，表现为怕冷、寒战，继而发热，体温可达38～40℃，给予物理降温、解热镇痛药处理后多可缓解，严重者可给予肾上腺皮质激素治疗。

对于药物热，多以预防为主，一般明确导致发热的药物之后便不再使用此药即可预防药物热的发生。但若导致发热的药物为必用药（比如化疗药），则可在再次使用该药之前预防性使用退热药或肾上腺皮质激素。

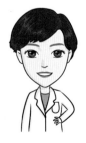

肿瘤热

有些肿瘤会有发热的临床表现，称为肿瘤热。这是因为肿瘤坏死释放致热源而引起发热，这种发热的严重程度和肿瘤的类型及肿瘤的性质有关。多数在下午时明显，患者体温在38℃左右，部分达到39℃，可表现为持续不退的高热，使用退热药后体温可暂时恢复正常，但药效过后仍会反复发热。此类发热只有在肿瘤得到控制后才能消退，患者要同时接受化疗及退热治疗。

白细胞减少

化疗有抑制骨髓造血功能的副作用，最常见的是化疗后白细胞减少，即外周血白细胞计数持续低于$4.0×10^9$/L。白细胞减少常伴有发热，进而引起乏力、疲倦、食欲减退等症状。

出现上述情况时，患者不用害怕，但应及时到医院就诊并检查血常规，如明确白细胞减少，可使用退热药和"升白"药治疗。此时患者应当佩戴口罩、减少户外活动、加强营养、多吃高蛋白食物。严重者要实施环境保护（如入住隔离病房等），同时使用抗感染药物。

出于安全考虑，患者在化疗后回家休养期间需要定期复查血常规，以便及早发现血液白细胞下降情况，及时与医生联系，尽早使用"升白"药并进行相关处理，避免出现严重后果。

感染性发热

肿瘤患者免疫功能低下，化疗常会进一步削弱其机体的免疫功能，易导致感染的发生。感染性发热一般表现为体温升高、心率加快、呼吸急促等，伴随症状根据感染部位的不同而有差异，如呼吸道感染常伴咳嗽、咳痰；消化道感染常伴腹痛、腹泻；泌尿系感染常伴尿急、尿频、尿痛等。

患者因感染发热后应及时就诊，不要盲目使用退热药，以免掩盖病情。同时，应尽快留取血液、尿液或痰液标本进行培养。治疗方面应根据感染灶、病原菌种类进行相应抗感染治疗，尽快控制感染，避免感染扩散及加重。

化疗后发热的家庭护理

患者应学会一些简易的应对化疗后发热的物理降温方法，如温水擦浴、多休息、多饮水等。

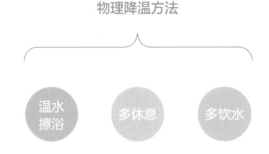

对于白细胞下降明显的患者，可食用动物肝脏、排骨、鸡汤、菠菜等食物。适当补充蛋白质，如奶类、瘦肉、鱼类、豆类等。河蟹、黄鳝、黑鱼、牛肉也有助于提升白细胞水平。

如果治疗反应较重，患者食欲不佳，饮食应该以清淡、易消化为原则，应多采用煮、炖、蒸等烹饪方式。应选择各种蔬菜、水果、豆类等植物性膳食，主食可选粗粮，减少油炸食物的摄入。烹调时要兼顾色、香、味，可以在饮食中适当加入山楂、金橘、酸梅汁等以激发患者的食欲。

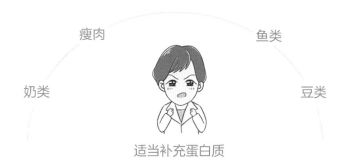

瘦肉　　　　　　　鱼类

奶类　　　　　　　　　豆类

适当补充蛋白质

另外，化疗期间应多饮水（每日饮水应不少于1 500ml），这样做有利于纠正水、电解质紊乱。对于心肾功能不全者，则应遵医嘱控制水和钠盐的摄入。

!

总的来说，乳腺癌
化疗期间的发热大多是需
要治疗的，如果出现发热，
患者不要太过紧张，但绝对
不能轻视，不知道该怎么
办的话还是应该及
时就诊。

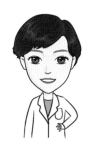

化疗期间掉头发，我能做些什么

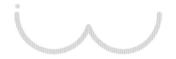

　　很多患者对乳腺癌化疗脱发有一些疑惑，我就针对脱发的问题进行详细的讲解，希望能够给大家带来一些帮助。化疗之前，患者可以先咨询一下医生，所用的药物是否会导致脱发，从而做好准备。

化疗为什么会导致脱发

　　化疗的目的是杀灭体内生长迅速的癌细胞，但是在杀灭癌细胞的同时，化疗药物还会伤害到其他体内生长迅速的细胞，比如发根中的细胞，因此会导致脱发。化疗导致的脱发不仅体现在头皮上，有时睫毛、眉毛、腋毛等其他体毛也会脱落。

什么时候开始脱发

　　头发通常会在化疗开始2～4周后脱落，患者可能会注意到枕头、梳子、水槽或者沐浴排水管中堆积的松散头发。在整个化疗期间和化疗结束后的几周内，脱发都会持续。

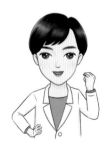

头发什么时候会长回来

一般化疗结束3～6个月后头发逐渐生长，但刚开始时生长的头发质地和颜色会与之前不同，比如更容易卷曲或者是灰色的，直到完全恢复后才会变得与之前相同。

脱发可以预防吗

没有什么方法可以确保化疗期间不脱发，目前有几种方法可能有一些效果，但没有一种方法绝对有效。

头皮冷却帽　在化疗药物输注过程中，可以将装有冷冻液体的帽子戴在头上，减缓血液流向头皮，这样会减轻化疗药物的影响。但是这种方法可能会使人感到不舒服，引发感冒甚至头痛，而且因为头皮区域接受的化疗药物剂量减少，可能会有较小的可能性增加局部肿瘤复发的风险。

米诺地尔　这是一种刺激毛发生长的药物，虽说它可以加速毛发生长，但目前对因化疗导致的脱发治疗效果不明确，需要更多的研究进一步证实。

患者能做些什么

虽然目前并不能完全预防脱发，但我们还是能够做一些事情来尽量减少损伤，减轻因脱发带来的焦虑、沮丧情绪。

养成善待头发的习惯

温柔地梳理头发，不要频繁烫发或者染发，洗头后尽量让头发自然晾干。用吹风机吹干头发时，应该选择合适的温度，出风口应该和头发保持适宜的距离，避免头皮过度受热。在化疗期间可以减少洗头的次数，只在必要时洗头，并且选择温和的洗发水，爱惜剩下的头发。

剪短或者剪光头发

可以考虑在化疗开始前将头发剪短，因为在脱发时短发看起来不会那么明显。有些患者在化疗期间头发脱落时会感到头皮发痒、敏感，而剪光头发可以减少刺激，当然这不是必须的。

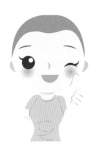

计划戴假发或者帽子

在化疗开始前就可以计划买一项自己喜欢的假发或者帽子，这样做一方面可以减少阳光或者寒冷的刺激，更好地保护头皮；另一方面，也可以避免脱发导致的尴尬。

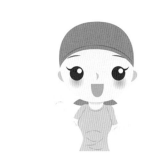

以上几种方法仅供参考，大家也可以请教有接受化疗经验的朋友，也许她们会有一些独家技巧呢。

化疗期间可以有性生活吗

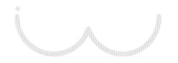

　　性生活是个很隐私的话题，我国大约1/5的女性乳腺癌患者年龄小于45岁，在与医生的正面交流中，她们往往羞于提出这个问题。首先需要明确的是，在接受化疗期间，通常是可以进行性生活的。但是，因为化疗期间患者身体处于一种特殊的状态，应该注意以下几点。

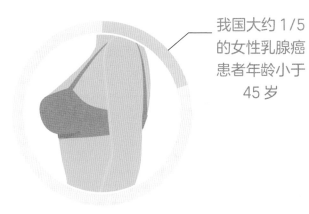

我国大约 1/5
的女性乳腺癌
患者年龄小于
45 岁

化疗药物有可能引起阴道内壁的变化

性生活可能导致阴道内壁损伤，皮肤或者生殖道中的细菌可能由此进入血液。化疗期间患者血液中中性粒细胞水平往往降低，导致身体抵抗细菌的能力下降，容易引发感染。因此，如果在中性粒细胞水平降低的情况下，建议患者避免性生活。

化疗药物有可能导致血小板降低

性生活可能导致出血，如果血小板水平处于极低的状态，可能出现严重的出血。因此，在血小板水平降低的情况下，建议患者避免性生活。

化疗期间应避免妊娠

化疗药物对胎儿的发育有着严重的不利影响，化疗期间进行性生活一定要采取避孕措施。

化疗期间，因为疲劳或者化疗的其他副作用，可能会降低女性对性生活的兴趣，如果你对性生活不感兴趣，建议坦白地告诉自己的伴侣并获得理解。你们可以一起寻找其他表达感情的方式，比如亲吻、拥抱或者可以一起进行彼此都感兴趣的活动。

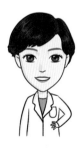

希望女性朋友能够平安顺利地度过治疗阶段，也希望男性朋友能够体谅自己患病的伴侣，温柔待之。

放疗——牵动我们的那些射线

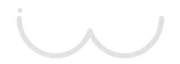

　　放疗是利用放射线（如X射线、质子束或其他粒子束）照射肿瘤及邻近区域，用以减杀癌细胞以治疗肿瘤的一种局部治疗方法。放疗杀死癌细胞的原理是快速生长的细胞（癌细胞）比正常细胞更易受到放疗的影响，从而导致癌细胞的死亡。

　　放疗在乳腺癌治疗的每个阶段都有可能起到作用，也是许多乳腺癌患者术后必经的治疗环节。放疗是降低乳腺癌术后复发风险的有效方法之一，也常用于缓解由癌症扩散到身体其他部位（转移性乳腺癌）引起的疼痛及症状。放疗同手术一样，也是一种局部治疗，仅对局部放射区域的组织器官产生一定影响。

放疗患者是否携带辐射，家人会受到影响吗

　　目前乳腺癌最常见的放疗方法为外照射，即通过机器将放射线从身体外部传递到乳房内，患者只有在接受治疗时才会有射线照射到身上，一旦治疗结束，射线就会消失，不会在体内残存。所以，经过放疗的患者不会带有放射性，对包括儿童在内的周围人是安全的。

哪些患者术后需要放疗

保乳术后的放疗：保乳术是一种仅切除肿瘤和少量正常乳腺组织的手术，术后如果不接受放疗，其复发概率较高，放疗将有助于清除残留的癌细胞，大大降低复发风险。

保乳术联合放疗通常被称为保乳治疗。国内外研究表明，加用放疗的保乳患者中乳腺癌复发率明显降低，并证明其与乳房切除术的复发风险相近。在某些情况下，如果复发的风险很低，医生可能会不建议行术后放疗。

化疗可以代替放疗减少保乳术后的局部复发率吗

尽管化疗也会降低保乳术后乳腺癌的局部复发率，但其影响没有放疗那么大。也就是说，对于控制乳腺癌局部复发，化疗的作用没有放疗强，所以保乳术后化疗不能代替放疗。

当然，鉴于放疗存在的一些不良反应，保乳术后有些患者可以不考虑接受放疗：70岁以上、激素受体阳性的老年患者，保乳术后局部复发的可能性比较小，放疗带来的不良反应可能大于受益，则不建议放疗。当然，临床上大多数70岁以上的患者，由于不太考虑胸部美观问题，选择保乳术的也相对较少。

乳房切除术后的放疗：对于肿瘤较大或者侵犯范围较广的肿瘤，切除整个乳房（乳房切除术）并不能清除胸壁或淋巴结及其余组织中残存的癌细胞，存在乳腺癌复发的风险。如果复发风险较高，医生会建议在乳房切除术后进行放疗。

乳腺癌根治术和乳腺癌改良根治术

- 肿瘤直径＞5cm，或肿瘤侵及乳腺皮肤、胸壁，或腋下淋巴结转移≥4个，应当接受术后放疗。

- 肿瘤直径≤5cm，且伴有1～3个腋下淋巴结转移，建议含有下列一项高危复发因素的患者考虑术后放疗：①年龄≤45岁；②激素受体阴性；③腋下淋巴结检出数＜10个，或者有2～3个腋下淋巴结转移；④Her-2阳性；⑤肿瘤直径＞2cm，且≤5cm。

局部晚期乳腺癌的放疗

不能通过手术切除的乳腺肿瘤

炎性乳腺癌是一种侵袭性癌症，会扩散到乳房表面皮肤的淋巴通道。此类乳腺癌患者通常在乳房切除术前接受化疗，术后接受放疗，以减少复发的机会。

转移性乳腺癌

如果乳腺癌已经扩散到身体的其他部位（转移）并且肿瘤导致疼痛或其他症状，可以使用放疗来缩小肿瘤并缓解症状。

术后放疗时机的选择

放疗并不是越早开始越好，在伤口没有完全恢复的情况下放疗，弊大于利。

- 若患者不接受术后辅助化疗，**放疗可以在手术3～8周后，在伤口愈合、上肢功能恢复后开始。**

- 接受术后辅助化疗的患者，**放疗通常在化疗结束后2～4周开始。**

- 内分泌治疗与放疗的时序配合目前没有一致意见，**可以同期进行或在放疗结束后开展内分泌治疗。应用曲妥珠单抗治疗的患者，只要开始放疗前心功能正常，就可以与放疗同时开展。**

通常的放疗计划为一天一次，每周5天（通常是周一至周五），持续5～6周。具体的放疗计划及方案请遵照放疗科医生的建议。因为有些医院放疗资源紧张，需要较长时间的等待，为了不影响治疗时机，可以选择在接受手术治疗的医院或其他有资质的医院接受放疗。

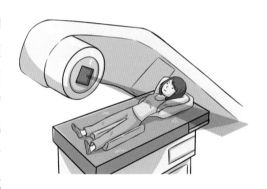

放疗的副作用

放疗在作用于癌细胞的同时，对正常细胞的影响也是存在的，当正常细胞无法完全抵抗和代偿放疗的伤害时，就会出现一些副作用，这些副作用在放疗结束后可能需要几周甚至更长时间才能缓解或消除。

治疗期间常见的副作用包括：轻度至中度乏力；皮肤刺激，如发痒、发红、脱皮或水疱；乳房肿胀；皮肤感觉的变化；接受腋下淋巴结放疗的患者可能出现手臂肿胀（淋巴水肿）；接受乳房切除术并采用乳房假体进行乳房重建的患者可能由于组织损伤或并发症导致乳房假体摘除。

如何保护照射区域皮肤

　　放疗期间，照射区域皮肤因射线影响会出现一定的放疗反应，其反应程度与照射剂量、照射面积、照射部位等因素有关。一般在放疗开始2~3周内出现，放疗结束后1~2周内加重，然后逐渐恢复。照射区域的皮肤会变红，情况和晒太阳后的反应一样；皮肤干燥、发痒、出现轻微红斑，毛发也会脱落。随放疗继续，症状会逐渐加重，如色素沉着、干性脱皮、红斑区域皮肤疼痛等，部分患者发展为皮肤褶皱处的湿性脱皮。对于照射区域皮肤的保护措施如下。

· 照射区域皮肤应避免摩擦和理化刺激，**可用软毛巾蘸取温水轻柔地清洗，不建议使用碱性肥皂搓洗。**

· 照射区域皮肤应妥善保湿，**但不要涂抹化妆品。**

· 照射区域皮肤应避免使用**酒精、碘酒、胶布。**

· 照射区域皮肤应避免冷热刺激，**不用冰袋和热水袋。**

· 多汗区域皮肤，**如腋下、腹股沟、外阴等处应保持清洁、干燥。**

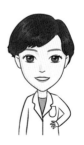

照射区域皮肤宜充分暴露，不要对其进行覆盖或包扎。如出现瘙痒，患者不要用手抓挠，避免人为因素加重反应程度，医生会根据具体情况指导患者用药。

当皮肤出现脱皮或结痂时，不要撕剥。男性乳腺癌患者在剃须时，建议使用电动剃须刀，避免造成局部损伤。照射区域皮肤出现色素沉着时不需进行特殊处理，放疗结束后一段时间皮肤颜色会逐渐恢复正常。

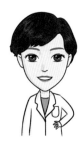

放疗计划的设计是一项非常复杂的过程，需要有经验丰富的从业人员和先进的计算机计划系统。随着放疗设备的改进及人员技术的提高，通过制订最优计划，能够最大程度地满足对肿瘤照射剂量的要求和对正常组织的保护。

Her-2阳性乳腺癌的治疗

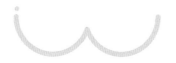

Her-2 阳性乳腺癌

20%～30%的乳腺癌患者体内*Her-2*基因发生突变，其蛋白表达阳性。

Her-2
蛋白

可进行信号传导，促进癌细胞的发生、生长、分化及侵袭等。

Her-2
阳性乳腺癌

是指体内Her-2蛋白表达阳性的一类乳腺癌。

与其他类型乳腺癌相比，Her-2阳性乳腺癌更具侵袭性，患者术后较容易出现复发、转移，术后生存时间短，临床预后差。

Her-2 阳性的界定

经免疫组化检测显示Her-2蛋白的数量，一般分为四种情况，即-、+、++和+++，其中-和+为阴性，+++为阳性，++则需FISH检测进一步明确；若FISH检测提示扩增或者过表达，则表明是阳性，若无扩增则为阴性。因此，Her-2阳性包括两种情况：Her-2蛋白表达+++；Her-2蛋白表达++，但FISH检测显示相应基因扩增阳性。

Her-2阳性的界定

Her-2	−	阴性
	+	阴性
	++	需FISH检测进一步明确
	+++	阳性

靶向治疗

靶向治疗是指在细胞分子水平上，针对癌细胞中特定的基因或者基因片段的治疗方式，设计针对靶点的药物，使其进入体内后与特异选择的致癌位点结合并发挥作用，瞄准癌细胞而避开正常细胞，使癌细胞特异性死亡，治疗更加有效而毒副作用降低。乳腺癌靶向治疗主要以抗Her-2蛋白靶向药物治疗为主，以阻断Her-2蛋白为靶点，通过阻断Her-2信号传导通路，抑制癌细胞的增殖。

Her-2 阳性需要使用曲妥珠单抗吗

目前Her-2阳性乳腺癌的标准治疗是以曲妥珠单抗为基础的治疗。多项研究证明，Her-2阳性乳腺癌进行曲妥珠单抗治疗可使患者明显获益。针对早期Her-2阳性乳腺癌，约80%的患者可获得治愈的机会，复发风险降低约52%，死亡风险降低约30%；对于晚期Her-2阳性乳腺癌，可有效延长患者的生存时间并改善生存质量。

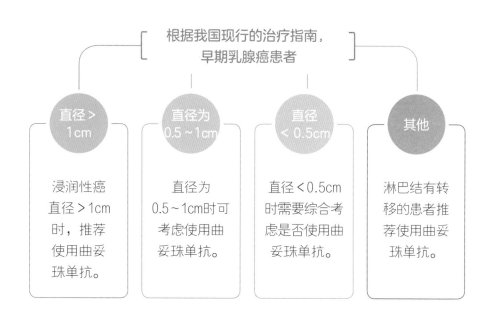

根据我国现行的治疗指南，早期乳腺癌患者

直径 > 1cm	直径为 0.5~1cm	直径 < 0.5cm	其他
浸润性癌直径＞1cm时，推荐使用曲妥珠单抗。	直径为0.5~1cm时可考虑使用曲妥珠单抗。	直径＜0.5cm时需要综合考虑是否使用曲妥珠单抗。	淋巴结有转移的患者推荐使用曲妥珠单抗。

到底用还是不用，要听从医生的建议。

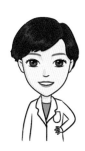

曲妥珠单抗安全吗

曲妥珠单抗在化疗期间和化疗后给药，总疗程为12个月。在化疗期间，在每个化疗周期给药。一旦化疗完成，通常每3周给药一次。曲妥珠单抗最常见的副作用是发热、发冷，3%～5%的女性会出现心力衰竭，但其导致的心脏损害可能不是永久性的。在使用曲妥珠单抗期间，医生会特别注意患者各项重要指标的变化情况，所以患者不需要特别担心。

Her-2 阳性乳腺癌的预后

手术切除乳腺癌后，仍有可能复发或扩散到身体的其他部位。

Her-2 阳性乳腺癌的预后
- 在过去
  Her-2阳性与乳腺癌复发和死亡风险增加有关。
- 随着化疗的使用
  Her-2阳性乳腺癌患者的生存率得到了很大提高。
- 在加入靶向治疗（曲妥珠单抗）之后
  Her-2阳性乳腺癌患者的预后再一次得到改善。

Her-2阳性乳腺癌患者不要过度焦虑，目前针对Her-2阳性乳腺癌的新药研究正在开展临床试验，相信在不久的将来，针对Her-2阳性乳腺癌的药物会越来越多，治疗效果也会越来越好。

曲妥珠单抗真的可以只用半年吗

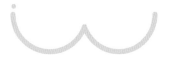

相信不少患者听到过这样一个消息——曲妥珠单抗术后辅助治疗时间可以缩短到半年了。这个消息是真的吗？

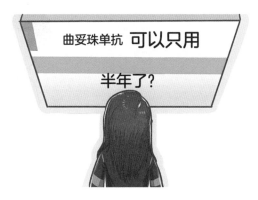

曲妥珠单抗是什么

曲妥珠单抗（商品名为赫赛汀）是一种靶向治疗药，可以将它比喻为子弹，它的目标就是乳腺癌细胞内的人表皮生长因子受体2（Her-2）。

曲妥珠单抗为什么要用1年

曲妥珠单抗最初应用于临床时，主要用于尝试治疗晚期乳腺癌，研究人员发现使用曲妥珠单抗比不使用曲妥珠单抗控制疾病的效果更好，而且晚期乳腺癌患者活得更久。接着，研究人员又尝试将其用于可手术的乳腺癌患者的术后辅助治疗，发现曲妥珠单抗也能起到很好的作用，可以降低术后患者的复发和转移概率，延长患者的生存时间。

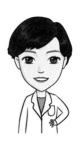

根据之前的长期研究结果，和使用 2 年相比，曲妥珠单抗使用 1 年就能收到很好的效果，而且副作用比使用 2 年要少，所以《乳腺癌指南》推荐 Her-2 过表达的患者要使用曲妥珠单抗治疗 1 年。

曲妥珠单抗真的可以只用半年吗

这个消息来源于美国临床肿瘤学会（ASCO）2018年年会，在2018年ASCO会议上，英国剑桥大学乳腺癌方面的专家汇报了一个研究结果，这个研究纳入了4 089位乳腺癌患者（从2007年10月到2015年7月），一部分患者使用曲妥珠单抗治疗6个月，另一部分患者使用曲妥珠单抗治疗1年，比较他们的预后和副作用。结果是怎样的呢？中位随访时间4年（有些患者随访了2年多，有些随访了10年，更具体的数据没有发布）的时候，发现使用曲妥珠单抗6个月和使用1年的患者中，没有复发、转移的均占89%，而且使用曲妥珠单抗6个月的患者发生心脏副作用的只占4%，使用曲妥珠单抗

1年的占8%。所以，初步结果认为，使用曲妥珠单抗6个月可能和使用曲妥珠单抗1年的治疗效果一样，而副作用的发生率减少了一半。

但是这毕竟只是一项短期随访结果，将曲妥珠单抗的使用时间改为6个月是否能够获得和使用1年一样的治疗效果，还需要更长期的随访和更多的研究去证明，那样才更科学、更严谨，对患者也更安全。

患者应该如何看待这个消息

如果患者的经济实力和身体条件能够坚持使用曲妥珠单抗1年当然是最好的，如果在使用的过程中因为经济或者副作用等原因无法坚持下去，那么用6个月其实也未尝不可，当然这只是我个人的看法，具体还要听从医生的建议。

为什么说乳腺癌的内分泌治疗很重要

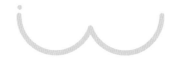

很多女性朋友应该听说过乳腺癌的内分泌治疗，它是乳腺癌综合治疗的重要环节。那么究竟什么是内分泌治疗呢？

作为维持女性第二性征的关键激素——雌激素，大家应该并不陌生，它就是我们今天故事的主角。雌激素对于女性朋友是非常重要的，它赋予了女性细腻的肌肤、挺拔的乳房，同时，雌激素还具有广泛而重要的生理功能。悄然开启乳腺癌大门的，也恰恰是雌激素。已经证实，大部分的乳腺癌是依赖雌激素生长的，也就是说，雌激素就像"钥匙"一样刺激并促进乳腺癌的进展，而"钥匙孔"则是表达于乳腺癌细胞中的雌激素受体。雌激素与其受体的结合"解锁"了肿瘤的进展，癌细胞得以生长、增殖。

什么是内分泌治疗

有了上文的比喻，大家不难想象，阻止雌激素与其受体的结合过程，就是一种治疗乳腺癌的思路。我们可以用"错误的钥匙"来堵住"钥匙孔"，这样"正确的钥匙"就不能发挥作用了；也可以把"正确的钥匙"拿走，或者把"钥匙孔"破坏掉，同样可以阻断乳腺癌的进展。基于这些原理对乳腺癌进行治疗，被称为乳腺癌的内分泌治疗。

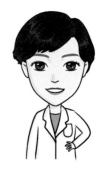

用"错误的钥匙"堵住"钥匙孔"

他莫昔芬是可以结合雌激素受体而几乎不发挥雌激素功能的药物，它的角色类似于"错误的钥匙"，正是因为他莫昔芬与雌激素的竞争，雌激素这一"正确的钥匙"便不能很好地插入"钥匙孔"发挥作用，乳腺癌的进程就被阻断了。

破坏"钥匙孔"

降低雌激素受体水平同样不失为一个好方法。氟维司群便是可以下调乳腺癌细胞中雌激素受体水平的药物，"钥匙孔"被破坏掉了，即便有"正确的钥匙"也无济于事。

把"正确的钥匙"拿走

"把正确的钥匙拿走"，也就是降低体内的雌激素水平。绝经后的女性卵巢功能退化，不再具备产生雌激素的功能，但体内还有一种雌激素的产生途径，即肾上腺分泌的雄激素在一种酶的作用下会转化成雌激素，这种酶被称为芳香化酶。芳香化酶抑制剂可以抑制芳香化酶的功能，雄激素便不能向雌激素转化，体内的雌激素就会进一步减少了。这种治疗方法的代表药物有阿那曲唑、来曲唑和依西美坦等。

对于绝经前的女性，卵巢可以分泌雌激素，那么芳香化酶抑制剂是不是就没有用了？单纯使用芳香化酶抑制剂肯定是不行的，但是如果采用卵巢功能抑制类药物抑制了卵巢功能，不让其产生雌激素，在此基础上芳香化酶抑制剂的抗癌效果就再度出现了。事实证明，抑制卵巢功能联合芳香化酶抑制剂，对于绝经前的乳腺癌患者也能起到很好的治疗效果。抑制卵巢功能的代表药物有亮丙瑞林和戈舍瑞林。

讲到这里，大家对乳腺癌的内分泌治疗想必已经有了一定了解。面对诸多的内分泌治疗药物，医生会根据患者的年龄、月经状况、肿瘤复发风险、肿瘤耐药情况等多方面因素进行综合判断，进而选择一种最适合患者本人的内分泌治疗方案，力求达到最佳治疗效果。

哪些患者需要内分泌治疗

内分泌治疗的一个前提便是乳腺癌细胞具备"钥匙孔"，即雌激素受体，这样的乳腺癌占到了总体的70%左右。但也有30%左右的乳腺癌不具备雌激素受体，对于这些乳腺癌，内分泌治疗便不再适用。

什么时候开始进行内分泌治疗

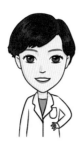

每个患者的情况不同，所以内分泌治疗开始的时间也不一样。一般情况下，术后患者的内分泌治疗会安排在化疗和放疗之后进行；若患者不需要进行放疗和化疗，则一般在术后1个月左右即可开始进行内分泌治疗。

应用于内分泌治疗的药物有哪些

对于绝经前患者，内分泌治疗的药物主要有两种，即他莫昔芬和托瑞米芬；对于绝经后患者，内分泌治疗的药物主要有三种，即来曲唑、阿那曲唑和依西美坦。患者具体使用哪种药物，尤其是绝经前患者，需要医生综合考虑获益和副作用作出选择。

绝经前患者，一般情况下服用他莫昔芬或者托瑞米芬5年即可，但部分高危患者可能考虑延长服用至10年。有时候会对绝经前患者进行卵巢功能抑制，比如使用戈舍瑞林抑制卵巢功能，然后口服他莫昔芬或者绝经后内分泌治疗药物。绝经后患者常规使用绝经后内分泌治疗药物5年，高危复发的患者可以继续内分泌治疗3~5年。

内分泌治疗的副作用

内分泌治疗的副作用主要是所用药物的副作用，比如绝经前患者服用他莫昔芬可能出现月经失调、食欲不振、颜面潮红等，这些副作用信息可以在药品说明书上获得。

对于绝经前患者需要特别注意的是，治疗期间应注意避孕，并且每6~12个月进行一次妇科检查，通过B超检查子宫内膜厚度。

对于绝经后患者需要特别注意的是，药物可能引起骨密度下降或者骨质疏松，可以以每6个月检测一次骨密度。骨量减低者应该补充维生素D和钙剂，无效者可考虑应用双膦酸盐类药物治疗。

正常骨骼　　　　　骨质疏松

可以用中药代替内分泌治疗吗

内分泌治疗是验证有效的抗肿瘤治疗，擅自停药或者改变用药方案都可能造成不良后果。无论是从国内外的临床指南，还是目前的临床实践，都特别强调和重视内分泌治疗在乳腺癌中的作用和地位。

!

听从专科医生的意
见，积极配合医生的治疗，
充分接受高效、低毒、方便、
价廉的内分泌治疗药物，是
乳腺癌患者获益的重要
保证。

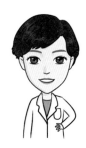

他莫昔芬安全吗

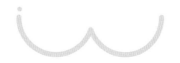

接近70%的乳腺癌患者需要接受内分泌治疗，而需要接受内分泌治疗的患者中，有接近一半首选他莫昔芬，治疗时间一般为5年，有些甚至更长。服用他莫昔芬会出现什么副作用？这些副作用危险吗？在这里我们就来聊一聊他莫昔芬的副作用。

潮热

潮热是更年期女性经常出现的症状，同时也是他莫昔芬最常见的副作用，高达80%的女性使用者在对医生的主诉中提到了潮热的症状，其中30%认为自己的症状很严重。目前临床上并没有明确的能够有效减少潮热发生的方法，希望女性使用者能够调整心态，在思想上不要将症状扩大化。

脂肪肝

研究显示，在使用他莫昔芬后，超过1/3既往无脂肪肝的患者可能会在复查时被查出脂肪肝。这种情况一般不需要治疗，也无须因为脂肪肝的原因而停用他莫昔芬，只需进行定期复查即可。如果肝功能指标升高到正常上限值的两倍以上，则需要请肝病专家进行干预。患者在日常生活中通过饮食和运动调节，也可能在一定程度上减轻脂肪肝。

生殖系统

月经异常

有些患者在服用他莫昔芬后会出现停经或者月经减少的现象，是否停经与自身激素水平无关。大约一半的绝经前患者服用他莫昔芬后会出现不规则阴道出血以及月经频率、经期长短、月经量等的变化。建议服用他莫昔芬的患者复查时要向医生报告自己的月经异常变化和阴道异常症状，医生会根据情况决定是否需要进一步检查。

子宫内膜增厚

他莫昔芬会导致子宫内膜增厚，有研究报道，服用他莫昔芬的患者子宫内膜每年增厚0.75mm，停止服用他莫昔芬后子宫内膜每年变薄1.27mm。目前学术界并不建议无症状（症状包括不规则阴道出血、绝经后阴道出血等）且超声无阳性发现（阳性发现包括血管形成增加、子宫内膜不均匀、颗粒状液体、子宫内膜厚度＞11mm）的子宫内膜增厚患者进行有创活检；出现症状或者超声发现异常的患者，则需要进一步到妇科就诊。乳腺癌治疗指南建议服用他莫昔芬的患者每年进行妇科检查。

子宫内膜癌

他莫昔芬的使用会提高女性患子宫内膜癌的风险。相较于不服用他莫昔芬的女性，研究显示，服用他莫昔芬的女性患子宫内膜癌的风险会提高2.7倍，且服用的时间越长，风险越高。但是，相对于较低的患子宫内膜癌的风险，他莫昔芬降低乳腺癌复发和死亡风险的作用更为明确。所以对于乳腺癌患者，不能因为惧怕患上子宫内膜癌而停止服用他莫昔芬。

血栓风险

几个大型研究证实，他莫昔芬的使用增加静脉血栓的发生概率，在老年患者人群中增加得更加明显。所以，服用他莫昔芬的患者如果需要进行手术，建议可以提前几天停用他莫昔芬，骨折的患者也可以暂停使用他莫昔芬一段时间，因为手术和骨折本身也是诱发静脉血栓的因素。具体的停止使用和恢复使用他莫昔芬的时间，需要咨询医生。

白内障

他莫昔芬的使用会轻度增加白内障发病风险，尽管并不常见，但是建议患者每年进行眼科检查。

其他

他莫昔芬还可能导致食欲不振、恶心、呕吐等胃肠不适和白细胞、血小板减少，但较为少见。

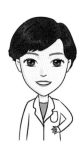

总结一下，他莫昔芬的多数副作用不会出现，多数出现的副作用并不会导致严重的后果，如果没有严重的副作用，建议患者还是要坚持服用他莫昔芬至治疗结束。

带你了解芳香化酶抑制剂

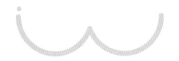

芳香化酶在人体内能够催化雄激素向雌激素转化，看到这里，可能会有朋友产生这样的疑问，女性体内有的应该是雌激素，怎么会有雄激素呢？事实上，女性体内还真的拥有少量雄激素，并且具有一定的生理功能。女性体内的雄激素绝大多数是由肾上腺分泌的。绝经后的女性，卵巢逐渐失去了产生雌激素的功能，而雄激素可以在芳香化酶的作用下进一步转化为雌激素，成为绝经后女性体内雌激素的主要来源。

大多数乳腺癌依赖雌激素，其发生和发展与雌激素的作用密切相关。了解了雌激素的产生过程，我们不难发现，采用芳香化酶抑制剂可以抑制芳香化酶的功能，减少绝经后女性体内的雌激素生成，降低血液中雌激素水平，从而达到治疗乳腺癌的目的。

目前常用的芳香化酶抑制剂有依西美坦、来曲唑、阿那曲唑等。对于激素受体阳性的绝经前乳腺癌患者，也有研究显示，芳香化酶抑制剂如依西美坦联合卵巢功能抑制的疗效优于单用他莫昔芬，且优于卵巢功能抑制联合他莫昔芬。

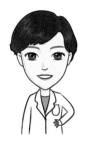

讲到这里，大家对芳香化酶抑制剂应该有一定的了解了，接下来我们就来讲一下芳香化酶抑制剂的不良反应和主要副作用。

芳香化酶抑制剂的不良反应

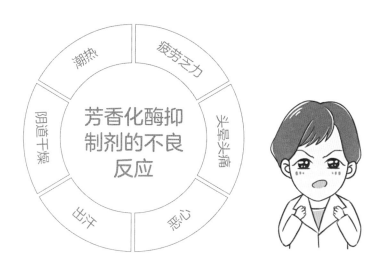

这些不良反应通常比较轻微，多数不会造成太大的危害，一般不必过于紧张。

芳香化酶抑制剂的副作用

骨质疏松：服用芳香化酶抑制剂一段时间后，患者有可能出现骨质丢失或者骨质疏松。骨质疏松会增加骨折的风险，因此在应用芳香化酶抑制剂之前，最好能够进行骨密度测定。

若骨密度测定T-值≤-2.0，则需要每半年给予唑来膦酸4mg治疗，同时补充钙和维生素D，每隔1～2年进行骨密度测定。

危险因素
包括

- T-值＜1.5
- 年龄＞65岁
- 低体重指数（BMI＜20kg/m²）
- 家族成员中有髋骨骨折病史
- 50岁后个人有易碎性骨折病史
- 口服类固醇皮质激素＞6个月
- 当前或既往吸烟

若骨密度测定T-值＞-2.0，且无其他危险因素，可以单纯通过补钙和维生素D进行治疗，治疗期间每隔1~2年进行骨密度测定。

对于T-值＞2.0，但具有以上任何两项危险因素的患者，在补钙和维生素D的同时也需要应用唑来膦酸治疗。

一般建议服用芳香化酶抑制剂的患者同时补充钙剂（1 000mg/d）和维生素D（400~800IU/d）来预防骨质疏松。

肌肉关节疼痛或麻木

肌肉关节疼痛或麻木也是芳香化酶抑制剂常见的副作用。如果在服药过程中出现肌肉和关节疼痛，首先应定期评估和监测疼痛症状，就诊时要真实、详细地讲述近期肌肉及关节疼痛的情况，必要时在医生的指导下进行疼痛评估。对于疼痛的处理，可以在医生的指导下适当应用止痛药物治疗，如对乙酰氨基酚、布洛芬、双氯酚酸、萘普生等。服药过程中若出现骨骼疼痛，应当及时就诊，排除肿瘤骨转移及风湿性疾病的可能，而后进行骨密度测定。

血脂异常和心血管事件

血脂异常和心血管事件发生率非常低，对比发现，不同芳香化酶抑制剂对血脂的影响不同：依西美坦治疗期间患者更应该注意长期心血管事件的随访；来曲唑的心血管事件发生率相对较低。

服用芳香化酶抑制剂后，应该定期进行血压和血脂测定以及心血管事件风险评估。一般认为，年龄大、高血压、高密度脂蛋白胆固醇（HDL-C）含量偏低，或低密度脂蛋白胆固醇（LDL-C）含量偏高为主要的危险因素。

低心血管事件风险的患者可通过健康饮食、锻炼和戒烟等措施进行预防；高心血管事件风险的患者在健康饮食、锻炼和戒烟的同时，应尽早在医生的指导下进行抗高血压治疗和调血脂治疗。

考虑到芳香化酶抑制剂的副作用，患者应咨询医生后再决定是否用药。各种芳香化酶抑制剂的不良反应相似，且基本可以预防和管理。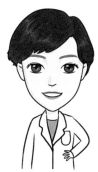

遵医嘱服药，准确评估骨骼、肌肉及关节状况，监测骨密度、血脂、血压等指标，发现异常及时治疗，就会让芳香化酶抑制剂的应用更加安全、有效。

陪你走过康复之路

第七章

乳腺癌手术后还需要定期做哪些检查

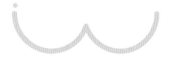

对于接受乳腺癌手术的患者来讲，术后定期复查是医生反复叮嘱的事情。那么，乳腺癌术后到底还需要做哪些检查呢？

乳腺癌的复查

乳腺癌的复查一般包括以下几方面。

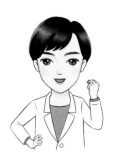

- 体检
- 胸部 X 线或者胸部 CT
- 腹部 B 超
- 乳腺腋下 B 超
- 锁骨上 B 超
- 血常规和血生化检查
- 乳腺癌相关标志物检测（CEA、CA125 和 CA153）
- 必要时还需要做骨扫描和脑部检查

服用他莫昔芬或托瑞米芬进行内分泌治疗的患者每年还需进行一次妇科检查（子宫、双侧附件超声），同时要注意对对侧乳房进行检查。

乳腺癌患者在手术后放疗、化疗期间，首先应定期检查血常规、肝肾功能等。因为放化疗均有较大的细胞毒性，不仅对癌细胞，对于正常细胞也有毒性，可能会引起骨髓抑制而使白细胞水平严重下降，还可能对肝细胞造成损害。如果出现白细胞水平严重下降、肝功能受损明显等情况，可进行"升白"、保肝治疗或者考虑更改治疗方案。

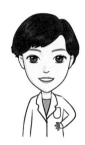

乳腺癌患者应该定期做胸部CT或胸片，以监测肺部有无转移灶；定期做腹部B超以观察肝脏情况，因为乳腺癌患者可能出现肝脏转移；如果出现持续的不明原因腰痛、肢体疼痛等症状，则应该做骨扫描以观察是否存在骨转移；如果出现头痛，并且疼痛剧烈、进行性加重，则应该做脑电图、颅脑CT、颅脑MRI等检查，以明确是否已经发生了脑部转移。

刚才提到，乳腺癌术后还要注意对对侧乳房进行检查。患有一侧乳腺癌的患者，其对侧乳房发生乳腺癌的危险性大大增高，所以一定要重视对患者对侧乳房进行定期检查。

每次复查时，患者要主动告知医生自己近来的不适症状，以便医生能够采取针对性的治疗。

乳腺癌术后应该多久复查一次

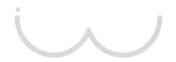

术后复查的意义

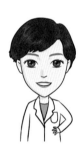

复查的意义主要有两点：一个是检查是否出现复发或者转移；另一个是了解患者是否坚持辅助治疗（需要辅助治疗的情况下）以及是否存在不良反应。

术后复查的时间和项目

导管内癌术后

导管内癌分期早，预后好。如果病理结果仅提示是导管内癌，那么复查的间隔时间可以相对延长。术后前5年，每半年复查一次乳腺超声（包含乳腺、腋下淋巴结），每年复查一次乳腺钼靶检查；5年以后每年进行常规体检即可，一般包括超声和乳腺钼靶检查。若病理结果提示浸润性癌伴间质浸润，建议在复查乳腺超声的同时复查腹部B超，在此基础上最好每年复查一次胸部X线或者CT。

若病理结果提示既有原位癌，又有浸润性癌，则应按照浸润性癌标准复查。浸润性癌术后复查一般建议第1～2年每3个月左右复查一次，第3～4年每6个月左右复查一次，第5年起一般每年复查一次即可。复查的内容主要包括：超声（乳腺、腋下淋巴结、锁骨上淋巴结、肝脏等）、血生化（肝功能、肾功能）、血常规、乳腺癌相关标志物检测（包括CEA、CA153等）、乳腺钼靶检查（每年一次）、胸部X线或者胸部CT（每半年或者每年一次）。一般医生会根据患者的具体情况评估是否需要进行乳腺MRI检查，此项检查不常规应用于术后复查。

浸润性癌术后

骨扫描和颅脑MRI等一般在出现相关症状时才会应用，不作为常规检查项目。如果医生综合考虑患者的病情，认为其复发转移概率高，则会建议患者定期复查骨扫描等项目。

术后化疗者

有些患者术后还需要进行化疗，那么复查可以安排在术后3个月开始或者在化疗结束后3个月开始。对于复查开始的时间点，患者不需要过度紧张，如果化疗期间患者所做的检查与复查需要做的检查是重合的，那么就不需要在短期内重复检查。

术后内分泌治疗者

术后口服他莫昔芬或者托瑞米芬进行内分泌治疗的患者，建议在复查项目中加入每年一次的妇科超声检查（主要是子宫、双侧卵巢超声）。术后口服依西美坦、阿那曲唑或者来曲唑等药物（芳香化酶抑制剂）进行内分泌治疗的患者，需要定期复查骨密度以确定骨质疏松情况。

存在远处转移者

远处转移主要见于肺、骨、肝、脑等器官。发现转移后，大部分患者经过正规治疗后可以控制转移灶，此时应定期复查并与之前的结果进行比较，以评估转移灶是否有进展。针对存在远处转移患者的复查项目和频率，最好在发现转移的住院治疗期间咨询医生。复查频率一般为3个月左右一次，病情不同，复查的频率也会有所不同。

良性病变术后是否需要复查

乳腺常见的良性病变，如纤维腺瘤、导管内乳头状瘤、乳腺腺病、良性钙化等，这些病变在切除后无须密切复查，只需要定期体检即可。

检查发现异常应该怎么办

拿到复查结果，如果没有发现异常，相信患者一定是松了口气，如果结果有异常，应该怎么处理呢？针对复查中发现的异常，医生会给出解释和建议，有些需要进一步检查明确，患者应该听从医生的安排，不要过度焦虑。

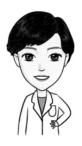

　　举一个患者经常遇到并且感到害怕的例子：在复查腋下或者锁骨上超声时，有时会遇到超声提示"探及腋下淋巴结"，这时候有些患者就会非常担心，生出类似"为什么术后出现了腋下淋巴结""是不是淋巴结又出现转移了"之类的困惑。面对这个超声结果，首先需要明确的是，腋下和锁骨上本来就存在淋巴结，只是有时超声下显示不明显，术后有些人可能会因为炎症反应等因素使这些淋巴结得以清晰显示。至于探及的淋巴结是否意味着转移，需要经过医生的判断，患者不要盲目焦虑。

患者还需要做什么

　　除了按照医生的安排按时进行复查，患者还要注意观察自己的身体情况，及时发现问题并反馈给医生。比如乳房（胸壁）、腋下或者锁骨上区域出现了新的结节，或者出现了不能解释、原因不明的持续性疼痛（包括头痛）、体重下降等。此外，保持健康的生活方式和饮食习惯，保持理想的体重（NCCN指南建议BMI保持在20～25kg/m^2），这些对于疾病的恢复都非常重要，可能会让患者得到一个更好的预后。

乳腺癌术后上肢水肿

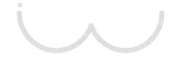

上肢水肿是乳腺癌腋下淋巴结清扫后最影响患者术后生活质量的后遗症，其发生率在20%左右，发生时间因个人情况相差很大。有些患者在术后半年出现，有些患者可以在术后5年出现。

发生上肢水肿的原因

原因 1 • 腋下淋巴结清扫

术前评估未确诊腋下淋巴结转移的患者，先行前哨淋巴结活检，前哨淋巴结活检发现淋巴结转移后，再行腋下淋巴结清扫。发生上肢水肿主要是在清扫腋下淋巴结时难免会损伤腋下至上臂内侧淋巴管，严重者会造成锁骨下静脉或腋静脉阻塞，导致淋巴管重度水肿。

腋下淋巴结清扫会导致更大的创伤，因此做过腋下淋巴结清扫的患者出现上肢水肿的概率会大大增加，而仅做前哨淋巴结活检的患者极少出现上肢水肿。

虽然目前腋下淋巴结清扫的范围日趋缩小，症状严重的患者越来越少，但患者在手术后一旦发生上肢水肿，随之引起的肩关节活动受限、肢体乏力、麻木、疼痛、肿胀等情况会给患者的日常生活带来很多不便。

原因 **2** • 超重或者肥胖

乳腺癌治疗后超重或者肥胖的患者，出现上肢水肿的概率会增加。那么应该如何判断超重或者肥胖呢？这就需要利用体重指数（BMI）了。在中国标准中，BMI≥24.0kg/m²为超重，BMI≥28.0kg/m²为肥胖。

原因 **3** • 患侧上肢受伤

受伤或者感染会导致局部的炎症反应，从而增加淋巴管的负担，进而可能导致上肢水肿的发生。受伤或者感染有可能在手术后恢复期发生，也有可能在上肢被割伤、咬伤、刺伤等情况下发生。

乳腺癌术后可以进行上肢肌肉锻炼吗

在以前的观念里，抬举重物会导致上肢水肿的发病风险增加，然而近些年的一些研究发现，抬举重物并不会增加上肢水肿的风险，相反适当增加上肢肌肉力量，可以促进淋巴液进入血管，从而减轻上肢水肿。但是，受伤会导致水肿风险增加，所以患者尽量不要做让自己感到劳累或者会受伤的活动。

具体到某种活动能不能做，很多时候需要患者自己去评估，在这里我只能举几个例子：患侧的手臂不要打羽毛球，拖地要量力而为，给家人和自己做做饭一般没什么事。记住一个前提，不要受伤，也不要让自己累到手臂酸痛。

游泳是一项全民喜爱的体育运动，被认为是对身体损伤最小、最舒适的运动之一。对于乳腺癌术后患者，游泳不仅可以强壮胸部和腹部的肌肉，还可以改善心肺功能。

通常情况下，乳腺癌患者如果不需要放化疗，在手术切口完全愈合且身体状态调整好之后就可以开始游泳了，但是要把握好运动量，不要过度运动。

　　处于化疗或放疗期间的乳腺癌患者，是不建议游泳的，因为在此期间游泳会增加心肺负担，对患者治疗与康复会产生很多不利影响。医生通常会建议患者待治疗全部结束后再考虑游泳。

避免或减轻上肢水肿的措施

适度活动

循序渐进地锻炼有助于改善淋巴循环，如伸懒腰、腹式呼吸能改变胸廓内压力，促进淋巴回流；适度的上肢抬举运动可通过肌肉收缩刺激淋巴液回流。

皮肤护理

尽量避免损伤及感染；注意避免昆虫叮咬，预防皮肤损伤。一旦出现上肢红肿感染，应该在医生的指导下尽早、足量使用抗生素。

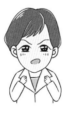

避免上肢高温

如热水浸泡、日光曝晒、桑拿浴等，均应避免。

避免上肢血流过高

少做高强度的上肢锻炼、避免患侧上肢长时间下垂及用力甩动上肢等动作。

其他

手术后5年内避免在患侧上肢进行药物注射、免疫接种、抽血以及血压测量等。日常生活中注意不穿过紧的内衣、不戴项链，这些可能压迫锁骨上区，导致淋巴回流阻力增加，引发或加重上肢水肿。

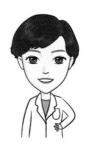

注意：一旦患者感觉患侧上肢出现肿胀或者变粗，可能就是早期水肿的信号。

上肢水肿的生活提示

轻度水肿往往是手术损伤淋巴管或腋静脉在包扎伤口时过度受压所致，随着伤口愈合，恢复活动，大部分水肿能逐渐减轻，这种情况不用过于担心。

术后及时进行适当的上肢功能锻炼，可减轻水肿，使上肢功能恢复正常。尽量将手臂置高于心脏的位置，譬如用几个枕头将手臂垫高，但要注意将整个手臂支撑起来，而不要仅撑下臂。

需要将包挎在肩上时，应挎在没有动手术一侧的肩上。感到肩部疼痛的女性，应避免用肩挎包。平时尽可能将手放在上衣或裙子的口袋里，这样可放松双肩、手臂等各部位的肌肉。平时衣服的袖口不要太紧，内衣的带子不要紧得嵌进肩里，必要时可将内衣的带子加宽或加一个衬垫。

不要手提或肩挑重物，平时注意保护好患肢，输液、睡觉时不要刺激或压迫患肢，并将患肢适当垫高以有利于静脉、淋巴回流。

上肢水肿的治疗

保守治疗

世界各国淋巴学专家对上肢水肿均倾向于首选保守治疗。综合按摩治疗是最为方便的方法，医院常使用的阶梯式空气压力泵是治疗上肢水肿常用的器械。手臂明显增粗者还可以应用弹力绷带适度加压包扎。

对于乳腺癌患者的上肢水肿，目前尚无特效药物，以下几种药物尤其要慎用。

药物治疗

1 不可长期服用具有利尿作用的药物，这类药物会增加细胞间组织蛋白质浓度，进而增加淋巴液黏稠度，加重淋巴水肿。

2 一些静脉注射的药物有时对短期水肿有效，但是已经证实对慢性水肿作用不大

3 一些用来治疗淋巴充血的药膏或胶囊会产生瞬间的清凉感，使用后会让患者觉得舒服，但很难从根本上改善慢性上肢及胸部水肿的情况。

仪器设备辅助治疗：对于已经发生上肢水肿的患者，有条件的也可以用一些仪器设备辅助消肿。

手术治疗

对于保守治疗效果不佳、重度上肢水肿、部分水肿周围触及硬结、有明显压痛等情况，也可以考虑手术治疗。手术治疗可清除淋巴中多余的水分和组织，缓解局部淋巴组织压力，促进淋巴管功能修复，降低淋巴系统负荷。虽然目前手术治疗上肢水肿的临床疗效仍欠佳，并有水肿易复发、创面难愈合和继发感染等危险，但相关研究一直在深入进行中。

乳腺癌术后能不能乘坐飞机

[不建议乳腺癌术后患者
乘坐飞机的医生的观点]

一方面

在高空中外界的气压低于地面的气压，上肢淋巴回流和血液回流速度减慢，从而可能增加上肢水肿的发生风险，尤其是在长途飞行时。如果中间经历多次转机，就会经历多次气压的变化，也可能增加上肢水肿的发生风险。

另一方面

长时间保持一个姿势会导致上肢淋巴回流速度减慢，增加上肢水肿的发生风险。所以医生一般建议乳腺癌术后患者在乘坐飞机时戴一个合适的加压袖套给上肢加压。买加压袖套时要注意松紧合适，过紧的加压袖套有害无益。

当然，也有一些医生认为在患者没有水肿症状或者上肢水肿的发生风险较低时乘坐飞机不会导致上肢水肿。在这里要提醒一句，乳腺癌术后患者在旅行中要注意不要自己搬动过重的行李，以防上肢受伤，必要时可以寻求其他人的帮助。

几招搞定术后上肢水肿

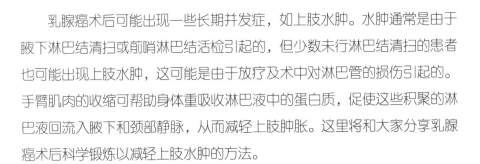

乳腺癌术后可能出现一些长期并发症，如上肢水肿。水肿通常是由于腋下淋巴结清扫或前哨淋巴结活检引起的，但少数未行淋巴结清扫的患者也可能出现上肢水肿，这可能是由于放疗及术中对淋巴管的损伤引起的。手臂肌肉的收缩可帮助身体重吸收淋巴液中的蛋白质，促使这些积聚的淋巴液回流入腋下和颈部静脉，从而减轻上肢肿胀。这里将和大家分享乳腺癌术后科学锻炼以减轻上肢水肿的方法。

锻炼前的准备

请务必等伤口缝线及引流管移除后再进行此项锻炼，开始锻炼前患者应将锻炼方法如实告知医生，他们的建议可能会帮助患者取得更好的锻炼效果。

锻炼前应使患侧上肢保持温暖，患者可以在锻炼前泡个热水澡，穿上宽松、舒适的衣服，另外一定要记得戴上加压袖套。锻炼中患者将使用到以下物品：一组重量为450~500g的装备（如哑铃等）、小的手握弹力球、带手柄的健身步行杆、一把硬椅。

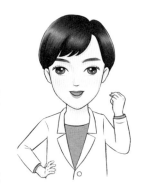

锻炼过程中动作应轻柔，避免过度拉扯感觉

疼痛的地方。如果出现上肢发胀或变红等情况，应该立即停止锻炼。

坚持规律锻炼，患者将看到明显的改变。

具体的锻炼方法

（坐姿锻炼）

挤压球运动

患肢佩戴加压袖套，在硬椅子上坐直（也可站立），肩膀放松，保持背部和颈部挺直。握住弹力球，向前伸直手臂，升高至高于心脏的位置。用手指捏球，挤压3秒，然后释放。重复此练习5~7次，如感到不适应及时停止。

患者可以只锻炼患侧手臂，也可以两只手臂一起锻炼。使用一个比手掌稍大一些的弹力球，球不要太重，要能够在握持的时候有一定的回弹阻力。在不断挤压、释放弹力球的过程中，患者会感到手掌和手臂的肌肉在收缩、放松。

肘关节屈曲

患肢佩戴加压袖套，在硬椅子上坐直（也可站立），肩膀放松，保持背部和颈部挺直。手持450~500g的哑铃，把手放在大腿上。慢慢地弯曲肘部，两手贴向胸口。每次屈曲一半时保持该姿势6秒，重复此练习10次，如感到不适应及时停止。动作应缓慢、轻柔，随着患者肌肉力量的提升，可以逐步换用更大重量的哑铃，但一定要循序渐进，不要受伤。

肘关节屈曲运动可帮助患者锻炼手臂上部的肌肉，这是接近腋下淋巴结的地方，当这些肌肉在运动时，淋巴液可以得到回流和吸收，以减轻上肢水肿。

具体的锻炼方法

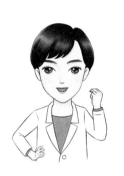

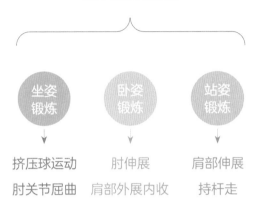

坐姿锻炼	卧姿锻炼	站姿锻炼
挤压球运动	肘伸展	肩部伸展
肘关节屈曲	肩部外展内收	持杆走

(卧姿锻炼)

肘伸展

平躺，保持背部和颈部在一条直线上，双脚、双膝分开与肩同宽。每只手握450~500g的哑铃，双臂与肩同宽。伸直双臂，缓慢向胸部屈曲，屈曲至90°时保持该姿势6秒，重复此练习10次，如感到不适应及时停止。动作应缓慢、轻柔，随着患者肌肉力量的提升，可以逐步换用更大重量的哑铃，但一定要循序渐进，不要受伤。

肩部外展内收

平躺，保持背部和颈部在一条直线上，双脚、双膝分开与肩同宽。保持双臂肘关节伸直，缓慢移动到胸前，双手尽量合十，保持该姿势6秒，重复此练习10次，如感到不适应及时停止。动作应缓慢、轻柔，随着患者肌肉力量的提升，可以使用450~500g的哑铃或逐步换用更大重量的哑铃，但一定要循序渐进，不要受伤。

站姿锻炼

肩部伸展

保持良好站姿，掌心朝向身体，缓慢举起双臂直至头顶，保持该姿势6秒，然后缓慢放下手臂，重复此练习10次，如感到不适应及时停止。整个过程动作务必缓慢，感受力量的控制和肌肉的运动。随着患者肌肉力量的提升，可以加用重量很轻的哑铃，并逐步增大哑铃的重量，但切记要循序渐进，不要受伤。

持杆走

使用一对带手柄的健身步行杆（每手握一个）。行走时两杆的末端应该保持在患者步幅后面，并始终向后指向对角。这些将帮助患者锻炼肩部肌肉和平衡感，支撑膝关节和腿部肌肉。右脚向前一步，同时左臂向前摆动到腰部高度，此时用左杆末端击中右脚后面的地面。保持躯干直立，不要前倾。锻炼强度保持在患者可以接受的范围内即可。

持杆走可以锻炼全身的肌肉和关节，尤其是手臂、肩部及胸背部的肌肉。

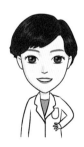

上述锻炼可以帮助患者减轻乳腺癌术后上肢水肿症状，需要再次强调的是，一定要等到乳腺癌术后恢复后再开始这些练习。如果您已经恢复得很好了，从现在就开始做吧，以后的每一天，您都将拥抱更美好的自己。

乳腺癌患者术后可以过性生活、做妈妈吗

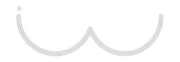

　　乳腺癌术后，很多患者由于肢体活动受限、连续的治疗，使得体力欠佳而性欲下降，导致性生活次数减少，甚至消失。

　　不少患者由于失去乳房，感到自己作为女人的吸引力下降而回避配偶。还有相当一部分患者因为听信类似"性生活会加速肿瘤复发和转移"的说法而拒绝性生活。

　　对性生活的害怕和对丈夫的愧疚，都会降低患者的幸福感，进一步加重患者的心理负担。事实上，这些顾虑是完全不必要的。

　　适度、和谐、有规律的性生活，不但对身体无害，还可增强患者的自信心，有利于康复。至于所谓"性生活会增加性激素，从而不利于康复，会增加肿瘤复发转移的风险"，更是无稽之谈，没有一点儿科学依据。

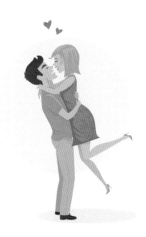

如果患者是因为体力欠佳而减少性生活的次数，那么可以等到机体恢复后再慢慢恢复到原来的性生活节奏。康复可以从过性生活开始，这种精神上及生理上的正常生活，对于预防疾病的复发有很大的好处，也有利于家庭的和谐、幸福。当然，避孕措施是千万不能大意的。

乳腺癌的发病年龄在提前，年轻型乳腺癌患者和妊娠期乳腺癌患者的数量在增加，使得相当一部分患者在治疗前来不及怀孕，而治疗后又有生育的要求。

一般来说，乳腺癌手术后的 2 ~ 3 年是复发转移的高峰期，过了这个高峰期，并且经过全面的复查，显示身体状况一切正常之后，就可以开始考虑怀孕的事情了。

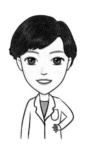

如果患者在服用三苯氧胺，应该停药至少半年再考虑怀孕。乳腺癌患者治愈后再怀孕，并不影响生存率。

对于乳腺癌患者，这些避孕措施安全吗

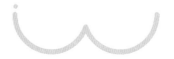

　　我国绝经前乳腺癌患者占全部乳腺癌患者的一半左右，虽然乳腺癌患者可以生育，生育并不影响乳腺癌的预后，甚至对预后有利，但是对于一些没有生育需求的乳腺癌患者来说，科学避孕是个非常重要的话题。

更适合乳腺癌患者的避孕方式

　　对于乳腺癌患者来说，放置带铜宫内节育环是很好的避孕选择。放置前应该咨询妇科医生以确定自己是否有禁忌证。不建议放置带激素的宫内节育器，比如曼月乐等，孕激素依赖性肿瘤是其明确的禁忌证。

另外，对于确定永久不生育的女性，也可以选择输卵管结扎的方式避孕。

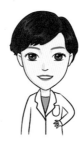

可以使用避孕药吗

世界卫生组织明确建议乳腺癌患者尽量避免使用避孕药进行避孕，不管是口服、注射、外用，还是皮下埋植的避孕药，均含有雌激素或者孕激素成分。虽然目前还没有大型临床试验明确证实避孕药会提高乳腺癌的复发概率，但一些小型试验表明即使摄入少量的雌、孕激素也会增加乳腺癌复发的风险。同时，肿瘤和避孕药都会增加静脉血栓的发生风险。

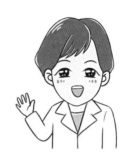

温馨提示

紧急避孕药的国际指南认为，紧急避孕药可以用于任何情况下的避孕，所以乳腺癌患者偶尔使用紧急避孕药可能是相对安全的。

男性可以做些什么

男性在这个时候应该给予伴侣更多的体谅，主动使用避孕套。避孕套不仅能够避孕，而且能在一定程度上缓解女性因为服用避孕药产生的不适，如恶心、呕吐、头晕、无力、白带增多、阴道间断出血等。当然，对于决定永久绝育的男性，还可以选择输精管结扎。

希望那些没有生育需求的家庭能够选择适合自己的避孕方法，夫妻相互扶持，共渡难关。

乳腺术后应该如何安排饮食

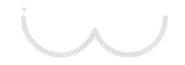

曾经有一份珍贵的健康摆在我面前，我没有珍惜，等到失去的时候才后悔莫及。与术前形成鲜明的对比，大多数乳腺癌术后患者都会开始注意生活中的方方面面，而其中最常被问及的便是术后饮食问题。在此，我总结了几个有代表性的问题，为患者术后恢复期的健康饮食提供建议与指导。

刚做完手术应该吃什么

局麻手术术后可正常进食、进水，全麻手术后6～8小时内可以少量喝水。由于每个人对麻醉药物的代谢速度不同，有些患者术后第一天吃饭后仍然会出现恶心、呕吐，所以建议术后3天内进食清淡少油、容易消化的食物，如稀粥、烂面片汤、鸡蛋羹、蔬菜汤等。如果无不良反应，便可慢慢恢复正常饮食。

术后 3 天内进食
清淡少油、容易消
化的食物

烂面片汤　　　　　　　　　　鸡蛋羹

稀粥　　　　　　　　　　　　蔬菜汤

什么样的饮食才算是正常饮食

《中国居民膳食指南（2016）》对于中国人群的饮食建议如下。

— 食物多样，谷类为主 —

每天的膳食应包括谷薯类、蔬菜水果类、畜禽鱼蛋奶类、大豆坚果类和油脂类食物。建议平均每天摄入12种以上食物，每周25种以上。

— 多吃蔬果、奶类、大豆 —

蔬菜、水果、奶类和大豆及制品是平衡膳食的重要组成部分，坚果是膳食的有益补充。蔬菜和水果是维生素、矿物质、膳食纤维和植物化学物的重要来源，提倡餐餐有蔬菜，天天吃水果，果汁不能代替鲜果。

豆制品中的植物雌激素具有类雌激素作用，可以降低血雌激素水平，对乳腺癌患者病情的恢复有一定帮助。指南建议每人每天摄入30～50g大豆或相当量的豆制品，乳腺癌患者可适当多进食豆制品。

坊间
曾有传闻

一女子坚持喝自磨豆浆三年，查出乳腺癌。一时间，"豆制品致癌"的说法甚嚣尘上。其实豆制品中含有丰富的大豆异黄酮，具有类雌激素作用，可以降低血雌激素水平，不仅不会增加乳腺癌的风险，反而可以预防乳腺疾病，对乳腺癌患者病情恢复有很大帮助。

───── 适量吃鱼、禽、蛋、瘦肉 ─────

鱼、禽、蛋和瘦肉可提供人体所需要的优质蛋白质、维生素A、B族维生素等。动物性食物优选鱼和禽类，鱼和禽类脂肪含量相对较低，鱼类含有较多的不饱和脂肪酸；蛋类各种营养成分齐全；吃畜肉应选择脂肪含量较低的瘦肉。烟熏和腌制肉类可增加肿瘤的发生风险，应当少吃。

───── 少盐少油，控糖限酒 ─────

脂肪摄入过多是引起肥胖、高血脂、动脉粥样硬化等多种慢性疾病的危险因素之一，也是乳腺癌发病的危险因素之一。建议乳腺癌患者应养成吃清淡少盐膳食的习惯。

相关研究表明，乳腺癌术后复发、死亡率与酒精摄入量相关。此外，乳腺癌发病率只与酒精摄入量相关，与酒的种类无关，各位爱酒人士不要心存侥幸，因为不论是红酒、啤酒或是白酒，都会对乳腺造成伤害。

乳腺癌患者的术后恢复期是改善生活方式的有利时机。但是，我们要清楚一点：饮食在预防乳腺癌复发方面所起的作用微乎其微，但对于预防高血压、糖尿病、冠心病等慢性疾病作用重大。规范的术后治疗，保持积极健康、乐观向上的心态才是乳腺癌术后患者提高生活质量与生存时间的关键！希望术后患者能养成健康的饮食习惯，保持正常体重和积极乐观的心态，早日恢复健康！

乳腺癌患者应该如何补充营养

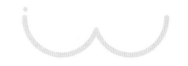

营养不良的原因

患者在罹患肿瘤之后，身体会出现各种各样的不适症状，比较常见的有疼痛、贫血、乏力、体重减轻和营养不良等。作为患者家属平时最担心的可能就是患者吃得不好、营养不够，也就是医学上所说的营养不良。那么导致肿瘤患者营养不良的原因有哪些呢？

肿瘤患者营养不良的原因

一方面，大部分肿瘤患者由于吞咽困难、腹泻、恶心、呕吐及疼痛等原因，会导致营养摄入不足。

另一方面，肿瘤患者由于肿瘤组织消耗的能量比正常组织多，导致所需能量也多于正常人。

也就是说，对于肿瘤患者，很容易出现消耗多而摄入少的情况，因此出现营养不良的可能性比较大。同时，肿瘤引起的炎症反应，大多会影响蛋白质、糖类及脂质等的消化、吸收和利用，患者身体处于肿瘤恶病质的状态，也会严重影响生活质量、身体状态和治疗耐受。

恶病质

多由癌症和其他严重慢性消耗性疾病引起，致病因素通过各种途径使机体代谢发生改变，导致体内营养物质不能被充分利用，临床上以肿瘤伴发的恶病质最为常见。

补充营养的目的

既然已经知道了肿瘤患者营养不良的原因，那么在进行营养治疗之前，为了可以更加有效地补充营养，我们首先需要明确一下补充营养的目的。补充营养的目的是改善营养摄入，减少对抗肿瘤综合治疗的影响，提高生活质量，延长生存时间。

补充营养的措施

针对不同治疗阶段，为患者补充营养的具体措施有哪些呢？

准备阶段	这一阶段的重点是提高患者的身体素质及免疫力，为化疗、放疗或其他治疗做准备。这个阶段宜进食高热量、高蛋白质、高维生素的饮食。
化疗阶段	化疗会对患者的消化道造成损伤，因此这个阶段宜少食多餐，以清淡、易于消化的半流食或软食为主，饮食要种类多样，以保证营养均衡。

放疗阶段 放疗阶段患者常见的并发症有厌食、吞咽困难、恶心、呕吐等，此时可选择半流食或鼻饲饮食。这个阶段宜以清淡、细软的食物为主。

既然补充营养这么重要，很多患者家属会在得知患者病情或者患者经过治疗后，立即着手为其补充营养，认为只要是有营养的都能吃，并且要多吃，如果吃得少了会导致营养不良、影响健康，降低生存的可能性。

但是，快速、大量地补充营养会对身体造成一定的负担，不利于肿瘤患者的身体健康。因此，过度的补充营养是不可取的，正确的做法是根据患者的身体状态，适时、适量地补充营养。

补充营养，什么途径最有效

患者家属在为患者补充营养时常存在一个误区，认为经口吃不如经静脉输液效果好。有研究证实，经口饮食是所有营养摄入的最佳途径，若存在吞咽、咀嚼困难等问题，鼻饲饮食可作为替代方法，在以上途径仍然不能满足患者营养需求的情况下，再适当通过静脉补充肠外营养。

最后，我想和大家分享的是，补充营养应遵循医嘱，合理、恰当、科学的营养治疗既可以改善患者的营养状况和生活质量，还可以提高患者的免疫力和对手术、化疗及放疗的耐受性，从而延长生存时间。

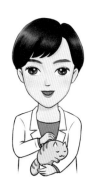

乳腺癌患者的饮食诀窍

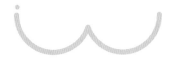

合理的饮食是乳腺癌患者对抗疾病、逐步康复的重要手段。我们应该有计划、有目的地合理安排、科学调配饮食。这就要求我们做到以下几点。

第一 供给充足的热量、蛋白质和维生素食品，以维持患者的营养。饮食要种类多样，易于消化，多吃含优质蛋白的牛奶、鸡蛋、鱼类、肉类、家禽类、豆制品类；多吃含糖丰富的玉米、面等（糖尿病患者除外），以补充能量；多吃富含维生素的水果、动物肝脏，以及胡萝卜、西红柿、卷心菜等新鲜蔬菜。

第二 摄入富含微量元素的食品和适当的脂肪。矿物质中的硒和钼，有抗癌作用。含硒的食品有蘑菇、大蒜、洋葱、小米、玉米等；含钼的食品有黄豆、扁豆、萝卜等。摄取适量的脂肪和植物油有助于脂溶性维生素的吸收，并可补充热量。

第三 选择具有辅助抗癌作用的食品，如海藻、紫菜等海产品，有软坚散结的作用；胡萝卜能提高巨噬细胞的吞噬能力；香菇、木耳、豆类、黄花菜、芦笋等，都具有抗癌作用。

第四 避免食用不易消化的食物，注意菜肴的色、香、味调配，多吃西红柿、萝卜、山楂、红枣等，既有利于消化，又有利于防癌。

第五 注意改进饮食习惯和烹调方法。不吃被霉菌、毒素污染的食物，以及烧焦、烟熏、腌制及高盐的食物。

另外，在进食时，要避免忧伤、思虑、愤懑等，应该在愉快的心境下进食，保持良好的情绪，这样有利于消化吸收。

关于肿瘤患者的忌口

对于乳腺癌患者，除了烟酒、腥冷、油腻以及刺激性食物之外，很少有普遍存在的食物禁忌。我们不能机械地规定患者能吃什么、不能吃什么。虽然要尊重前人的实践经验和一些传统的忌口习惯，但反对那种过分苛求忌口，甚至故弄玄虚，以致令人无所适从的做法。如果这也忌口，那也忌口，最终会使患者营养状况日趋恶化，影响治疗和康复。

我们经常对患者说乳腺癌是一种雌激素依赖性肿瘤，其发生发展都与我们自身的内分泌功能失调密切相关，而日常饮食、起居习惯与女性的内分泌有着千丝万缕的联系。我整理了一些适合乳腺癌患者或者预防乳腺癌常用的食物，供大家参考。

健康饮食指的是饮食均衡，膳食多样。生活中应该做到营养化、多样化、均衡化。烹调食物也应多采用蒸、煮、炖的方法，避免过多摄入油炸类食物，忌食难消化的食品，少饮酒。

乳腺癌患者的推荐食物

　　早餐建议食用全麦谷物，晚餐可以食用全麦面包和全麦面条。为提高机体对营养的吸收，乳腺癌患者应多吃蛋白质含量高的食物，尤其是优质蛋白质，如瘦肉、蛋类、豆类、奶类等，可改善放疗后蛋白质紊乱。但是在患者肝功能不良时，要控制蛋白质的摄入。

　　适量补充糖分，对于乳腺癌大剂量放疗及化疗的患者，其体内的糖代谢容易遭到破坏，糖原急剧下降，血液中乳酸增多，胰岛素功能不足加重。因此应适当吃些糖类食物或者米、面、马铃薯等含糖丰富的食物，补充流失的热量。一些含糖量较高的水果，如鲜枣、香蕉、椰子、桂圆、荔枝、葡萄干、人参果等也可以适当选择。对于患有糖尿病的患者，则应严格控制三餐的糖分摄入。

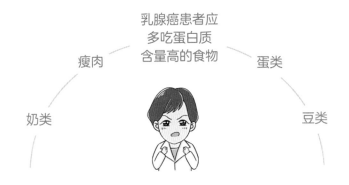

乳腺癌患者应
多吃蛋白质
含量高的食物

瘦肉　　　　　蛋类

奶类　　　　　豆类

　　药食同源，部分食品兼具食疗抗癌作用，可有针对性地选择，比如日常生活中的食物，如大蒜、豆制品、甲鱼、蘑菇、黑木耳、海藻等。水果中的一些特殊成分也有抗癌作用，如新鲜草莓中含有一种奇妙的鞣酸物质，可阻止癌细胞的形成；葡萄，尤其是葡萄皮中含有的花青素和白藜芦

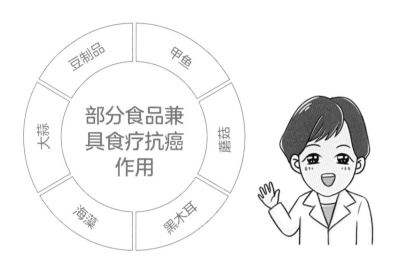

醇都是天然抗氧化剂，也有抑癌功效；橙子、橘子、柠檬、葡萄柚等柑橘类水果含有丰富的生物类黄酮，能帮助将脂溶性的致癌物质转化为水溶性，使其不易被吸收而排出体外。

增加维生素和硒的摄取：维生素A和维生素C有阻止细胞恶变和扩散、增加上皮细胞稳定性的作用。维生素C还可防止放射损伤的一般症状，并可使白细胞水平上升，维生素B_1可促进患者食欲、减轻放疗引起的症状。因此，乳腺癌患者应多吃含上述维生素丰富的食物，如新鲜蔬菜、水果、芝麻油、谷类、豆类等。

硒是抗癌之王，可以使癌细胞在活体内增殖力减弱，从而辅助患者加强对肿瘤的控制，降低后期复发的风险，且硒也可以提升患者的免疫力，改善后期生存质量。补硒可多食一些富含硒的食物，如芦笋、蘑菇、紫薯、红豆、绿豆、芸豆、玉米面、桂圆、苹果、葡萄等。

乳腺癌患者应少吃哪些食物

乳腺癌患者应忌食雌激素含量高的食物，如洋葱等，平时应少摄入动物性脂肪，多摄入膳食纤维含量高的食物（如蔬菜、水果、谷类和豆类），进而减少身体中可能导致乳腺癌的雌激素，降低乳腺癌的发生率。有研究显示，豆类食品或者大豆异黄酮的适量摄入，对预防乳腺疾病有益处，故建议合理适量摄入豆制品。

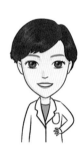

有一点要提示，不要觉得某一种食物好，就长期、大量食用。我们要讲究营养均衡，膳食多样，才能助力身体健康。挑一些对自己身体更好的食材准备每餐饮食吧。

中药对乳腺癌有好处吗

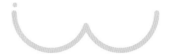

　　我国中药文化源远流长，譬如人参，是最为人们所熟知的一味大补元气的中药，也经常被人们用来治疗癌症。有研究表明，人参中的人参皂苷Rh2具有辅助抗癌的作用，其主要功效是有效调节人体免疫功能、抑制癌细胞增殖、诱导癌细胞向正常细胞转化。在放化疗期间配合使用，对白细胞减少具有防护和治疗作用，能够增强免疫功能，起到增效减毒的辅助作用，有效提高患者的生活质量，也有利于预防癌症的复发和转移。但并不是所有的癌症患者都适合食用人参，即使适合食用人参，也要选对种类再食用。我们建议乳腺癌患者不可滥用人参，而应该在中医专家的指导下食用。

　　另有研究表明，灵芝有一定的抗癌作用，虽然不是抗癌药，但可作为化疗或放疗的辅助治疗药，灵芝制剂与化疗或放疗联合使用时，对胃癌、食管癌、肺癌、肝癌、前列腺癌、子宫内膜癌等一些恶性肿瘤有一定的辅助治疗效果。

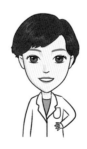

事实上，灵芝抗癌作用的研究始于20世纪80年代。其中，体外实验是在体外培养的癌细胞上观察灵芝制剂是否能够直接将其杀死，也就是我们常说的细胞毒作用；体内实验则是在给予灵芝制剂以后，观察其对肿瘤生长的抑制作用，或者载瘤动物的生存时间。既往有研究表明，灵芝及其有效成分乳多糖类和三萜类化合物等没有细胞毒作用，也就是不能直接杀伤癌细胞；然而，在接种肿瘤的实验动物中，口服或者注射灵芝有效成分制剂可以抑制肿瘤生长，即呈现出一定的抗癌作用，但抑制率不高，在50%~60%。

总之，对于诸如人参、灵芝等中药，目前并没有确切的证据表明其对于乳腺癌有防治作用，当然目前也未见关于其严重副作用的报道。

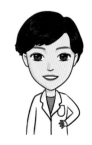

我认为，乳腺癌患者可以在中医专家的指导下适当服用此类中药，但绝不能滥用，以防潜在的副作用。在此提醒广大女性朋友，服用中药仅是一种辅助手段而不是治疗的重点；在治疗期间如有不适，应及时就医。

什么是复发性乳腺癌

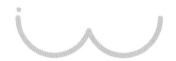

　　每个人都希望肿瘤被治愈，但是肿瘤的复发是我们不能够回避的话题，我们要鼓起勇气去了解和面对它。

什么是复发性乳腺癌

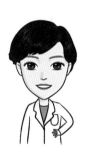

复发性乳腺癌指的是在经过治疗后再次复发的乳腺癌。尽管最初的治疗目标是杀灭所有的癌细胞，但有一些癌细胞可能会躲过治疗并存活下来。这些未被杀灭的癌细胞在某个时间和部位不断增殖，最终导致复发性乳腺癌。

　　复发性乳腺癌可能在初次治疗后数月或数年发生。治疗复发性乳腺癌可能比治疗原发肿瘤更加困难，但是并非无药可救，通过治疗，多数情况下可以控制和缩小复发性乳腺癌，有些时候甚至可以将肿瘤缩小到影像检查无法探查到的程度。即使无法彻底治愈，治疗还是可以使病情获得长时间控制。

复发性乳腺癌的特点

复发性乳腺癌的体征和症状会因肿瘤发生的位置而异。

局部复发

指的是肿瘤再次出现在与原
发肿瘤相同的区域

如果您接受了乳房肿瘤切除术（保乳术），肿瘤可能在剩余的乳房组织中复发。复发的表现可能包括：乳房内形成新的肿块或不规则的硬化区域；乳房皮肤变化；皮肤炎症或局部发红；乳头溢液。

如果您接受了乳房切除术，肿瘤可能在胸壁或皮肤组织中复发。复发的表现可能包括：胸壁上或皮肤下的一处或多处无痛性结节；乳腺切除术后形成新的瘢痕增厚区域。

区域淋巴结复发 区域淋巴结复发意味着肿瘤已经侵及邻近的淋巴结。可能出现包括以下位置的淋巴结肿块：腋下、锁骨下窝、锁骨上窝、颈部。

远处复发 远处复发意味着癌细胞已经扩散到身体的远端部分，最常见的是骨骼、肝脏和肺部。复发的表现可能包括：持续及加重的疼痛（如胸部或骨骼疼痛）、持续的咳嗽、呼吸困难、食欲不振、体重减轻、头痛严重、癫痫发作。

复发性乳腺癌的诊断

如果医生通过症状、体征、实验室检查、超声或者其他影像学检查怀疑患者肿瘤复发时，会进一步行其他检查确认。具体的检查可能包括如下项目。

影像学检查

相关部位的磁共振成像（MRI）、CT、骨扫描或PET-CT等。

肿瘤相关标志物检测

CEA、CA125等。

病理检查

有时需要穿刺活检获取肿瘤组织进行病理检查。因为复发肿瘤与原发肿瘤相比，某些特性可能发生改变，所以病理检查在确诊转移的同时也能明确复发肿瘤的特性，以决定治疗方案。

并不是每个人都需要进行上述全部检查，医生将根据需要确定哪些检查对患者的情况最有帮助。

如何预防复发性乳腺癌

乳腺癌外科治疗结束后，医生会为患者制订后续的复查方案。在复查期间，医生会检查患者是否存在肿瘤复发迹象。患者也可以及时告知医生身体新出现的症状。如果患者发现了任何令其担心的持续性体征和症状，请与医生联系并寻求帮助。

最后分享给大家一句话：比疾病更难治愈的是内心的恐惧。当疾病变化的时候，乐观积极地配合医生的治疗，相信一定会有不错的治疗效果。

癌症又回来了，患者应该做些什么

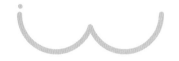

接受乳腺癌治疗之后，患者的生活将逐渐走向正常化。可他们中的大部分人心里总会系着一个疙瘩，日想夜想癌症复发了怎么办？癌症又回来了，这确实是一个毁灭性的消息，对于任何人来讲，都一样。

乳腺癌的复发有什么规律

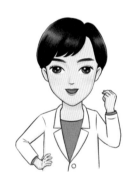

乳腺癌的复发并非无序、随机或者均一恒定地出现，而是随时间发生变化。研究显示，乳腺癌患者的复发风险平均在术后第2年和第9年出现两次高峰。目前公认对乳腺癌复发转移影响较大的因素有腋下淋巴结转移状态和肿瘤大小。临床研究证实，腋下淋巴结转移与否以及转移数目与局部复发、远处转移均密切相关；腋下淋巴结状态是影响乳腺癌预后的重要因素，有无淋巴结转移是监测肿瘤负荷及潜在转移倾向的指标。一项来自复旦大学的研究显示，如果有1~3枚淋巴结转移，5年无病生存率可以达到89%；如果有4~9枚淋巴结转移，5年无病生存率为68%；如果有10枚以上淋巴结转移，5年无病生存率在59%以下。一些学者研究发现，腋下淋巴结阴性者，5年复发转移率为9.9%；腋下淋巴结转移≤3枚者，5年复发转移率为14.9%；腋下淋巴结转移≥4枚者，5年复发转移率达55.2%。

一项来自复旦
大学的研究显示

如果有 1 ~ 3 枚淋巴结转移
5年无病生存率可以达到89%

如果有 4 ~ 9 枚淋巴结转移
5年无病生存率为68%

如果有 10 枚以上淋巴结转移
5年无病生存率在59%以下

人们对于癌症复发的情绪反应和被再次确诊癌症时的感受几乎是相同的：惊慌、混乱、慢慢接受。在复发阶段，患者感受到的更多是悲伤情绪，面对再次治疗的焦虑和治疗结果的不确定性，对此会产生更大的精神压力。

如何防治乳腺癌复发和转移

许多患者对乳腺癌的认识存在一个误区，认为乳腺癌的治疗就是单纯依靠手术，只要切得干净，就不会复发。

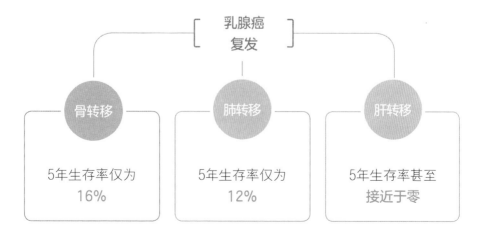

乳腺癌
复发

骨转移
5年生存率仅为
16%

肺转移
5年生存率仅为
12%

肝转移
5年生存率甚至
接近于零

相关资料显示，乳腺癌复发导致的骨转移5年生存率仅为16%，肺转移5年生存率仅为12%，而肝转移的5年生存率甚至接近于零。因此，术后防范复发对于乳腺癌患者来说尤为关键。

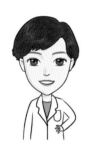

目前医学界已经达成了这样的共识：乳腺癌是一种全身性疾病，而不仅是局部的肿瘤。因此，治疗乳腺癌必须规范化，将手术和放疗、化疗、内分泌治疗结合起来，单纯的手术无法彻底解决问题。

相比其他肿瘤，乳腺癌的最大特点在于它的发生与发展和体内雌激素水平及其代谢有关。对于雌激素、孕激素受体阳性患者，尤其是反应较高的阳性患者，内分泌治疗是降低乳腺癌复发风险最有效的手段。由于术后5年都是乳腺癌复发的高峰期，因此内分泌治疗应坚持5年，部分患者需要坚持更长时间。

目前，芳香化酶抑制剂已成为绝经后雌激素和/或孕激素受体阳性乳腺癌辅助内分泌治疗的标准方案，在三苯氧胺的基础上进一步降低了24%的复发风险、16%的远处转移风险、40%的对侧乳腺癌发生风险。

把癌症看做一种慢性疾病

面对乳腺癌复发，希望患者的家人能够尽量多地陪伴患者，让患者有机会充分表达内心所想，并获得理解和帮助。对于任何人来说，癌症的复发都是一个不幸的消息，对年轻患者来说更是如此，毕竟她们的生活才刚刚开始。25岁的丽丽是一名乳腺癌转移复发患者，她把自己定义为"癌症幸存者"，以一种不同方式生活的人。这种应对方式使她的心情变得舒畅，增加了对抗癌症的信心。

为了更好地治疗癌症，科研人员和医务工作者每天都在进行着不懈的努力，新的治疗方法不断出现。这些方法会使现阶段的癌症治疗取得突破，特别是对乳腺癌，因为激素和免疫疗法在不断进步。因此，乳腺癌复发患者一定要正确地了解疾病，树立治疗的信心，配合医生治疗，健康生活，绝不能被疾病吓倒。

乳腺癌一旦出现复发或转移，切莫轻言放弃，只要在复发转移的初期获得及时而规范的治疗，仍有机会"与瘤共生存"很长时间。相反，为了生命莫要放弃治疗或盲目寻医，否则治疗难度将大大增加。

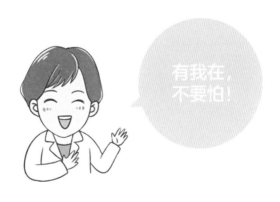

如何治疗复发性乳腺癌

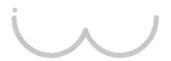

复发性乳腺癌的治疗方案取决于多种因素，包括疾病的程度、激素受体状态、首次接受乳腺癌治疗的类型和治疗方案以及患者目前的健康状况。医生还会考虑患者的治疗目标和治疗倾向。

局部复发的治疗

局部复发的治疗通常从手术开始，如果患者以前没有接受过放疗，可以加用放疗，也可采用化疗、内分泌治疗和靶向治疗。

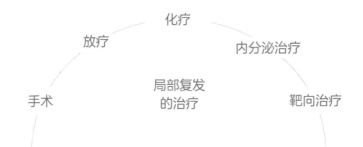

| 手术 | 对于局限于乳房的复发性乳腺癌，治疗通常包括去除肿瘤和所有残余的乳房组织。 |

如果患者在之前的乳腺癌治疗中接受了乳房肿瘤切除术（保乳术），医生可能会推荐乳房切除术来去除乳房。如果患者在之前的乳腺癌治疗中接受了乳房切除术，并且此次复发侵及胸壁，那么医生可能会进行手术切除复发的肿瘤以及周围的正常组织。

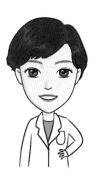

局部复发可能伴随周围淋巴结中隐藏的转移灶，如果在之前的治疗中医生未将转移灶去除，那么在本次治疗中医生会去除部分或全部周围淋巴结（主要是腋下淋巴结）。

放疗 放疗是使用高能量射线（如X线）杀死癌细胞。如果患者在之前的乳腺癌治疗中没有采用放疗，那么本次治疗中医生会推荐放疗。如果患者在之前的乳腺癌治疗中接受了放疗，那么本次治疗中通常不建议使用放疗，因为重复的高剂量射线照射会出现严重的副作用。

化疗 化疗是使用药物杀死癌细胞。医生可能会在手术后建议患者化疗，以减少再次发生癌症的风险。

内分泌治疗 如果此次复发的乳腺癌激素受体阳性，需要进行内分泌治疗，但是可能会换一种与之前内分泌治疗不同的药物。

靶向治疗 如果检测显示肿瘤依旧是Her-2扩增（+++），那么需要使用靶向药物进行治疗。

区域淋巴结复发的治疗

治疗 **1** • 手术

如果可能的话，手术切除是区域淋巴结复发的推荐治疗方法。如果患者的腋下淋巴结仍然存在，医生会在本次手术中清除这些淋巴结。

治疗 **2** • 放疗

有时可能在手术后采用放疗。如果无法进行手术治疗，放疗可以作为控制区域淋巴结复发的首选治疗方法。

治疗 **3** • 药物治疗

化疗、靶向治疗或内分泌治疗也可能被推荐作为主要的治疗方法，可在手术或放疗之后进行。

转移性（远处）复发的治疗

乳腺癌的远处转移有很多治疗方法，选择取决于癌细胞转移的部位。如果一种治疗方法无效或效果不明显，那么医生会尝试其他治疗方法。

一般来说，治疗转移性乳腺癌的目标不是治愈疾病，而是延长患者的生命，并帮助患者缓解癌症产生的症状。医生会在努力控制肿瘤的同时，尽量减少治疗产生的毒性效应。

治疗 **1** • 内分泌治疗

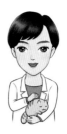

如果复发的乳腺癌激素受体阳性，患者采用内分泌治疗可能会受益。一般来说，内分泌治疗的副作用少于化疗，因此在许多情况下内分泌治疗是转移性乳腺癌的首选治疗方法。

治疗 2 • 化疗

如果复发的乳腺癌激素受体阴性或内分泌治疗不再有效，化疗将成为主要的治疗方案。

治疗 3 • 靶向治疗

符合条件的患者将会接受靶向治疗。

治疗 4 • 骨骼稳定药物

如果发生了骨转移，因为骨质的破坏，患者可能会出现骨痛甚至发生骨折，因此医生会给患者使用唑来膦酸等药物治疗，有些患者还需要进行局部放疗或者加固手术。

治疗 5 • 其他治疗

放疗和手术可用于某些特殊情况，以控制晚期乳腺癌的症状和体征。

整理好心情再治疗

发现乳腺癌复发可能会比第一次患乳腺癌更令人沮丧。当你整理好情绪并作出有关治疗的决定时，以下建议可能对你有帮助。

充分了解复发性乳腺癌

询问医生关于复发性乳腺癌的信息，包括治疗方案及可能的预后。当你了解到更多的关于复发性乳腺癌的信息时，就会对作出的治疗决定更有信心。

与亲朋好友密切联系

保持良好的亲密关系将有助于后续的治疗。朋友和家人可以提供你需要的支持，假如你住院了，他们可以帮助照顾你的家人；当你感到不堪重负时，他们可以给你支持与鼓励。

找人聊天

找一个愿意倾听你的好听众（可以是家人或朋友），谈论你的希望和恐惧。

寻找一种超越自我的事物

拥有坚定的信念或钟情于某些事物将有助于你应对癌症。

乳腺癌患者骨转移很常见吗

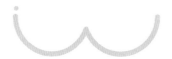

在晚期乳腺癌患者中，骨转移的发生率为65%～75%，而首发症状为骨转移者占27%～50%。那么骨转移有什么症状，又该做什么检查呢？

骨转移的临床表现

骨转移最常见的症状是疼痛，很多骨转移患者会在病程中出现显著的疼痛，疼痛的性质和强度各不相同。骨转移可能会引起病理性骨折、碱性磷酸酶升高、高钙血症等。

骨转移的常见部位

骨转移最常见的部位为脊柱、骶骨、骨盆和股骨近端。

骨转移的诊断

骨扫描 骨扫描（全称叫骨放射性核素扫描，ECT）是骨转移的初筛方法，也是临床上最常用于筛查骨转移的方法，其灵敏度高，能够早期发现骨转移，全身成像不易漏诊。

MRI、CT、X线是骨转移影像学确诊检查方法，一般在骨扫描怀疑骨转移时根据情况行进一步的影像学检查，确认骨转移情况的同时了解骨破坏的严重程度。

要常规进行骨扫描吗

对于绝大多数患者来说，不需要常规进行骨扫描。一般出现骨疼痛、骨折、碱性磷酸酶升高、高钙血症等可疑骨转移症状、体征时才建议进行此项检查。对于转移风险高的患者，也可以间隔筛查，但筛查的频率目前没有统一的标准。

骨转移的治疗

诊断骨转移之后，以全身治疗为主，包括化疗、内分泌治疗、靶向治疗，配合双磷酸盐治疗，放疗可以用于缓解骨痛、降低病理性骨折的危险。手术治疗能够最大程度地解决对神经的压迫，减轻疼痛、恢复肢体功能。应用镇痛药则是缓解疼痛的主要方法。

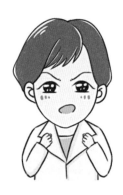

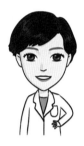

具体治疗方案，要
根据不同的乳腺癌类型、
患者的基本情况和病史等，
由专科医生制订，患者最好
的选择就是遵从医嘱，不
要听信谣言而放弃正
规治疗。

骨转移的预后

骨转移不合并其他内脏转移的患者，生存期相对较长，所以大家要充满信心。

你的忧伤
我都懂

第八章

我的乳房和我分手了，生活该怎么继续

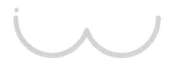

在我国，乳腺癌是女性发病率最高的癌症，发病率逐年增长，而且发病年龄有年轻化的趋势。发达国家的乳腺癌治疗以保乳（加放疗）为主，而中国乳腺癌保乳术的比例明显低于发达国家。因为治疗观念、医疗技术、放疗设备以及患者经济情况等原因，大多数患者在诊断乳腺癌后接受了乳房切除术，术后容易出现抑郁、焦虑、恐惧等心理问题，那么这些女性朋友应该如何调整心态呢？

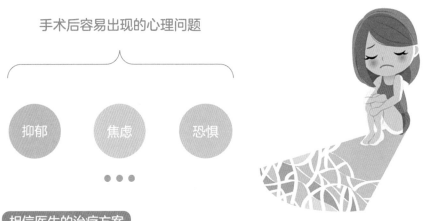

手术后容易出现的心理问题

抑郁　　焦虑　　恐惧

相信医生的治疗方案

患者的不良情绪有些时候来源于对疾病的恐惧和对医生治疗方案的不信任，虽说医生在繁忙的临床工作中面对众多患者无法做到和每个人都进行长时间的沟通和交流，但要相信，每一个医生都会按照最为规范的方案为患者进行治疗，医生永远和患者站在同一条战线上，他们面对的共同的敌人是疾病。

回归家庭

乳房全切后，女性朋友会失去自信，变得敏感，这时候最能给予患者慰藉的是家人和朋友。在治疗期和恢复期，丈夫、孩子或者朋友应给予患者较患病之前更多地关怀和照顾，但患者对此不要形成过度依赖，而是应该在身体康复后早日回归生病之前的生活，在家里承担力所能及的家庭责任。在合适的时间与丈夫进行"剖析灵魂"的对话，乳房全切后感受到痛苦的不仅是女性，有时男性感受到的压力更大。女性朋友不要把所有的压力隐藏在自己的内心，在恰当的时间坦诚地把自己内心的想法告诉丈夫，同时让丈夫也把他的感受传达给自己，两个人一起面对困难，共同作出调整。记住，沟通真的很重要！

回归社会

回归社会首先要重返工作岗位，在治疗期间大多数人会暂停工作，一部分人甚至辞去了工作。治疗结束后，在身体允许的情况下，建议患者重新开始工作。在工作和社交中患者能够找到自己的存在感，提高自信，增加勇气。参加群体性活动，如广场舞、集体出游等，在与周围朋友正常交往、交谈时，压力会随之减轻甚至消失。

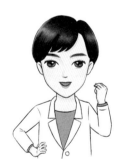

培养兴趣

不要抛弃自己患病前的兴趣爱好，也可以逐渐培养一些新的兴趣爱好，比如养花、阅读、书法、跑步、旅游、瑜伽、健身等，做一些让自己放松的事情，可以保持身心愉悦，忘却术后的不适和痛苦。

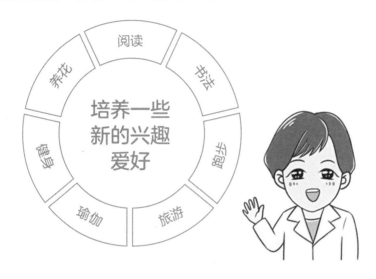

病友之间的沟通

结交几个心态阳光、乐观向上的病友，大家可以相约一起复查、一起聚餐、一起讨论病情、交流生活经验。在与境遇相同的人交流时，患者会身心放松，很多困扰自己的问题可能会在和病友的交流中迎刃而解。

最后，如果以上所有的方式都无法缓解内心的痛苦，那么就去找个心理医生吧，勇敢地表达自己内心的想法，心理医生会从专业的角度给出建议。希望大家早日走出乳房全切后的阴霾，乐观、自信的生活！

你到底爱的是我，还是我的乳房

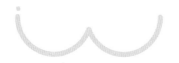

　　一个二十多岁的女孩儿是乳腺癌患者，这很令人吃惊吗？也许过去是这样，但现在已然不同。乳腺癌的年轻化越来越明显，年轻的患者们就如同一朵朵含苞待放的花朵，还未来得及向世界展示她们的美丽，就已被暴风雨无情吹落。自暴自弃吗？向命运屈服吗？她们应如何面对以后的人生？

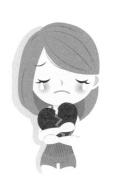

　　很久以前，我在门诊遇到一位患者，她只有28岁，长得很漂亮，如果不是在诊室遇见她，我绝对不会把她和乳腺癌联系在一起。经过全面的检查、确诊之后，由于当时没有保乳条件，只能将乳房切除。那时设计的方案是后期进行乳房再造，可是当我再次见到她的时候，除了身体上的病痛，让她感到更痛苦的是心灵上的创伤，她的爱人离开了她。她觉得世界已经变得黯淡无光，生活已经没有了任何意义。

　　一片薄薄的柳叶刀，虽然可以割去患者身上的肿瘤，去除他们的病痛，但却不能帮助他们幸福地走过生命的每一段旅程。作为医生，我面对的不仅是疾病本身，更是一个个鲜活的生命，我与他们是并肩作战的战友，愿意与他们共同努力去翻越生命中的每一道沟、每一道坎，一起去完成生命的自我救赎，一起去完成属于自己的修行。

如果你的另一半在你患病之后，在你切除乳房变得所谓"不完美"之后，依然能够像当初遇见你一般爱护你、陪伴你，与你一起面对人生中的风风雨雨。那么恭喜你，你真的找到了一个可以依靠的人。因为你自认为的"不完美"，在他眼中并不重要。在他心里，你只是变身成一个折翼的天使，依然需要他的爱和保护。

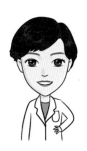

如果是这样，你难道忍心在守护你的人面前自暴自弃吗？不，我知道你不会的。你应该以更积极、阳光的心态和他一起去追求属于你们的幸福。加油吧，你们一定会幸福的。

如果你的另一半在你患病之后，在你变得所谓"不完美"之后逃之夭夭，请不要伤心，也不要难过。因为你已经以一种最悲凉的方式检验了一个人的心，一个口口声声说爱你的人的心。

你会怎样做？放弃自己？找到他理论？

都不对。因为你不可能奢望一个在战争刚刚打响就逃跑的士兵为国家冲锋陷阵。同样，你也不要奢望一个在你们刚遇到一点儿困难就不愿负责的人去好好地照顾你。你首先应该做的是爱自己，尊重自己。

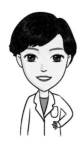

毕淑敏老师在《我很重要》里写过一句话："重要并不是伟大的同义词，它是心灵对生命的允诺。"

　　爱人和对他的爱，并不是你生命的全部。你的父母、你的孩子、你的朋友……对所有爱你的人来说，你就是唯一，你真的很重要。为了爱你的人，为了你自己，努力去追求自己的心灵对生命的允诺，加油吧，你一定会幸福的。

　　无论如何，我们都不应该放弃，我们要时刻努力着，为幸福奋斗，在战胜疾病的征程中，我们一起加油！

该向患者隐瞒病情吗

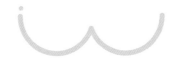

作为一名肿瘤科医生，我见过太多家属竭力向患者隐瞒病情，认为隐瞒才能让患者生活得更好，还因此发生过一些故事。

曾经有一位刚做完乳腺癌手术不久的女性患者趁儿子不在医院的时候找值班医生询问自己的病情，值班医生如实告知。没想到之前儿子其实并没有将真实的病情告诉患者，导致患者一瞬间情绪失控，放声大哭。

家属向患者隐瞒疾病的原因主要是不想让患者为此感到焦虑和恐惧，但大部分肿瘤患者需要手术治疗，还有一部分会接受化疗、放疗、内分泌治疗等。在每个治疗阶段，患者本人会意识到但又不确定自己到底患有什么样的疾病，而家属的隐瞒和"欺骗"可能会让患者有一个错误的判断——自己得了不治之症，患者的求生欲和治疗配合程度可能会因此受到影响。

几乎所有人都会惧怕癌症，作为肿瘤科医生的我也是如此，但是我们不能因为惧怕就变得盲目，要正确地面对。家属不应该向患者隐瞒病情，而是应该如实告知并陪伴患者，让患者能够接受规范的治疗。

当然，如何将真实的病情告知患者，是对家属的一种考验，家属应该根据患者的性格特点等选择一种更适合的告知方式。根据我国的医疗现

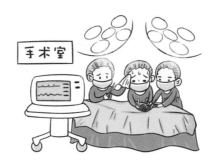

　　另外一位患者，在术前谈话时医生向她介绍了病情、需要的治疗以及可能出现的情况，患者听完后当即要求放弃治疗，出院。原来患者的丈夫和儿子一直在隐瞒病情，这次是因为患者坚持要求参加术前谈话，才从医生口中听到了自己的真实病情。幸运的是，经过医生和家属的劝解、开导，患者第二天接受了手术，在之后的治疗过程中患者的情绪也逐渐变得平和、稳定。

状，医生一般会把患者的病情如实告知家属，家属是选择一次性全盘托出还是逐渐渗透，要根据患者的文化水平、接受能力和心理素质等来决定，不能一概而论。

　　还有一些极为晚期的患者，更需要了解疾病的诊断和预后信息。医生和家属的目标总是为了让患者活着，不幸的是，对晚期患者来说治疗不一定有效，利弊需要自己来权衡。此时患者可能需要充足的时间安排自己的工作、遗产、末了的心愿等，最重要的是要与自己的家庭告别。所以，在充分了解疾病信息之后，把决定权交还给患者吧。

面对癌症，该如何调整心态

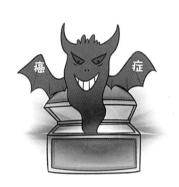

在全世界范围内，每年大约有六百万人因为癌症失去生命，大约有一千万人因为癌症处于死亡边缘。2017年，由国际抗癌联盟推动的世界癌症日的主题是"我们能，我能战胜癌症"。世界癌症日官网给出了6个癌症危险因素：吸烟、饮酒、环境、不健康饮食、不运动和致癌因子。

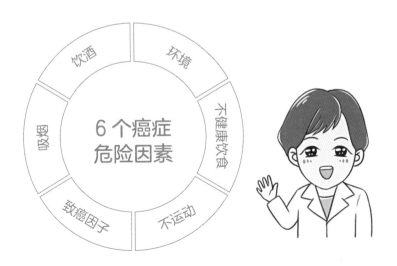

6个癌症危险因素

饮酒　环境　不健康饮食　不运动　致癌因子　吸烟

很多患者一旦查出患了癌症，就容易产生紧张、恐惧、疑虑和痛苦的心理反应，这些都是可以理解的，这些消极因素将直接影响到疾病的治疗和预后。现实中，当患者得知自己患了癌症后，其心理状态一般要经过否认期、恐惧焦虑期、悔恨妥协期、抑郁期和接受期5个时期。

5个时期的心理状态

否认期
最初，当患者得知自己患癌症的信息时，认为这是不可能的事，拒绝承认残酷的现实，以暂时维持心理平衡。

恐惧焦虑期
当患者意识到自己癌症的诊断确切无疑时，立即出现恐慌、惧怕的心理，这种心理如果不能消除，患者常会过早死去。

悔恨妥协期
患者常会抱怨为什么肿瘤会长在自己身上，回顾自己以往的工作、学习、生活经历，责怪自己。

抑郁期
经过一段时间的治疗后，患者的病情毫无改善，患者会意识到疾病已经无法治愈，生命即将走到尽头，内心极为沮丧和绝望，陷入极度抑郁的情绪中。

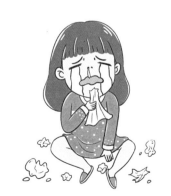

接受期
经过以上一个或几个时期后，有些患者逐渐接受了自己面临死亡的现实，此时会变得兴趣索然，情绪趋向稳定，甚至可以平静地等待死亡的降临。

　　然而，癌症并非完全不可战胜的疾病。在了解了上述5个时期后，我们提倡，癌症患者一定要有战胜疾病的积极心态。无数的事实证明，积极的心态能改善疾病的结果，提高抗癌能力，增强机体免疫力；消极的心态则可能导致疾病的扩展。很多癌症患者接受了医生、亲友的劝告和安慰，从绝望与沮丧的深渊里爬了出来，不再怨天尤人、自暴自弃，不再害怕死亡，以平和的心态接受医生的治疗，获得了奇迹般的效果。

　　紧张、恐惧、疑虑和痛苦无法让疾病好转，相反会加重病情。那么乳腺癌患者应当怎样从上述负面情绪中解脱出来呢？

首先

应该面对现实，配合治疗。一旦明确诊断为乳腺癌，患者就应该积极配合医生，完成各种治疗计划，以期获得最佳的治疗效果。注意尽量避免过重的思想负担，要坦然接受，积极面对。

其次

要做到生活规律、营养合理。乳腺癌是治疗效果最好的癌症之一，绝大多数患者可长期生存。一般患者经过治疗后的休养和一段时间的随访后，可重返工作岗位，做一些力所能及的工作。在家休养期间，患者要将每天的生活安排得井然有序，按时进行乳房自我检查及定期随访，随时掌握病情变化。乳腺癌患者经过治疗之后应该定期随访，这样可以尽早发现有无复发癌灶或转移病灶，及时采取相应治疗措施。

　　在治疗过程中，患者难免会有心理负担，患者应该调整好自己的心态，减少负面情绪，积极配合医生治疗，早日恢复健康。

不要多愁善感，要勇敢一点、粗糙一点

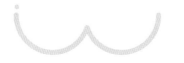

在门诊时我偶尔会遇到这样的患者，手术后的各项检查结果都表明肿瘤没有复发的迹象，但她们依然眉头紧锁，眼神中难掩慌张。她们之中会有人愿意把自己的不安向我倾诉："医生，我好像很难开心起来，每天强迫自己摆出笑脸，真的好累……"

消极情绪在恶性肿瘤患者，尤其是乳腺癌患者中十分常见。有研究表明，乳腺癌患者术后出现焦虑、抑郁的比例在所有恶性肿瘤中居前三名，更有部分患者长期处于恐惧和悲观中无法自拔，甚至怀疑治疗效果。从医近三十年，除了思考如何为每位患者做好每一台手术之外，帮助患者正确地认识并处理消极情绪也是我的一项重要工作。

焦虑、抑郁会有哪些表现

最常见的表现是患者无故哭泣，情绪一直处于低落状态，对于自己以往喜欢的事物提不起兴趣，感受不到快乐。部分患者还会出现入睡困难、易惊醒、食欲降低等躯体症状。若不加注意任由其发展，患者会逐渐出现注意力不集中、记忆力下降等表现，与外界的交流必然越来越局限。在这里要提醒患者及家属，在出现以上情况时要引起足够的重视，必要时要与医生或者心理咨询师交流，及时处理，避免造成难以挽回的后果。

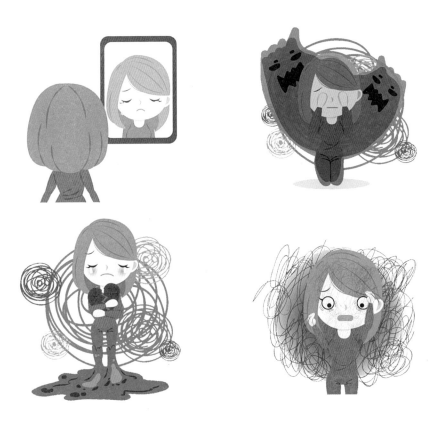

出现焦虑、抑郁情绪怎么办

　　焦虑、抑郁情绪对于大部分乳腺癌患者，与其说是一种疾病，不如说是肿瘤治疗过程中必经的一段心路历程。出现不良情绪并不可怕，重要的是如何正确地看待它、勇敢地克服它，强颜欢笑是没有用的，我们要学会从根本上克服疾病带来的一系列心理障碍，逐步回归正常生活。若患者自觉出现轻度焦虑、抑郁症状，尚不影响正常的工作生活，可以先尝试以下方法自行调整。

1 ▶ 积极与专业的医护人员沟通，了解疾病相关的知识和保健常识。许多患者的恐惧与不安来源于对疾病的错误认识。乳腺癌，甚至术后复发都不应与死亡画等号，通过早期发现、及时正规的治疗，大多数患者能获得比较满意的治疗效果，回归正常生活。

2 ▶ 在体力允许的情况下让自己忙碌起来。回归家庭，从简单的家务劳动做起，回归社会，从积极努力工作做起，通过参加一些力所能及的社会活动，不仅可以让患者没有多余的时间多愁善感，更能让他们感受到自己存在的价值，收获自信。

3 ▶ 学会倾诉，合理释放。对肿瘤患者来说，心中有负面情绪再正常不过，这时候不要羞于表达，只有通过沟通交流才可以解开心结、释放压力，才能真正感受到来自家人、朋友的支持。必要时患者也可以通过拳击等体育锻炼、在空旷开阔的地方喊叫等一系列方法释放自己的压抑情绪。

若以上几种方式仍然不能缓解负面情绪，不要讳疾忌医，要及时向医生或心理咨询师求助。情绪或许不是肿瘤患者康复与否的决定性因素，但积极、乐观的心态可能会为患者的生活带来新的生机，现实生活中不乏看淡肿瘤、自信生活的患者，她们将日子过得无比精彩、有滋有味。

在这里和大家分享一位平凡的美国女性的故事。詹妮弗2009年被确诊患有乳腺癌，虽然接受了正规、系统的治疗，肿瘤还是在2013年复发了。但她并没有放弃，在接受了乳房切除术后，她为自己列出了一张"遗愿清单"，写下了有生之年想要征服的每一个目标。通过自己的努力，她完成了和女儿一起的环球旅行，甚至体会到了站在镁光灯下成为万众瞩目的明星的感觉，直到现在，她的挑战依然继续。

她说："我爬过高山，去过瀑布，玩过海滩，体验过不同的文化，这些经历让我的人生更加精彩，也向我展示了人世间可以期盼的东西，让我不再专注于想我患癌这件事，反倒让我的身体更加健康。癌症的最大意义是让我认识到生命是何其短暂而脆弱，所以必须要将当下活到最好。"

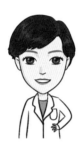

最后用电影大师贝拉·塔尔的一句话与大家共勉："不要多愁善感，要勇敢一点、粗糙一点。"愿每位患者都能战胜疾病，克服心魔，用幸福与快乐装点生命中的每一天。

医生这么年轻，他真的懂吗

———

"你这么年轻，你懂吗"这是年轻医生最常遇见的质疑之一，经常有管床医生委屈巴巴地告诉我，患者家属说他太年轻、没经验……每当这时我也只能笑笑了之。

每个医疗团队里往往有 1 ~ 2 位主任、副主任医师，1 ~ 2 位主治医师，然后就是很多位管床医生。

管床医生有可能是刚工作的年轻医生，也有可能是外院来进修学习的进修医生（在自己医院往往是主治甚至更高级别的医生，经验也很丰富）。我们对管床医生的要求非常高，既要掌握本专业的基本知识和治疗常规，同时也要了解最新的治疗进展等，而且主治医师会全面监管管床医生的工作，防止疏漏，主任医师也会在术前完整查看患者的病历、检查结果、查体情况，以防任何疏漏。既然有主治医师和主任医师把关，那管床医生究竟发挥着什么作用呢？

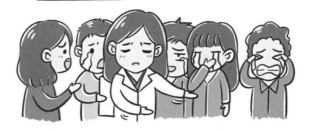

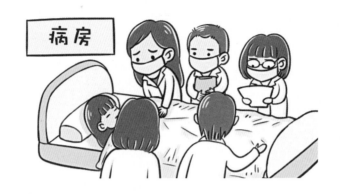

首先，管床医生是最了解患者的人。

　　管床医生会单独询问他所负责的每位住院患者的详细病情，包括主诉、现病史、既往史、家族史等，还要进行查体并完善相关的检查，甚至连患者生了几个孩子、多少岁来的月经都要了解到，是不是很重要？

其次，管床医生是和患者说话最多的人。

　　一个团队的高级别医生因为负责的患者多，一般不会和每位患者详细交代病情，而管床医生分管的患者相对少，直接接触患者和家属的时间多，会和每一个人极为详细地交代病情、答疑解惑。如果患者或者家属因为觉得管床医生年轻而不愿意与之交流，那他们对疾病的很多疑问就无法得到医生专业的解答。

最后，管床医生是为患者"贴身服务"的人。

　　手术前准备、手术中拉钩、手术后换药、出院后的注意事项，全都是由管床医生来负责的，可以这么说，在整个治疗过程中，和患者接触最多的人就是管床医生了。为了方便咨询病情，很多患者在出院前会询问管床医生的电话，管床医生在多数情况下不会拒绝，这也意味着在出院后他们仍在继续帮助患者。

　　管床医生对患者的重要作用和意义还有很多，在此不再详述。希望大家关爱、信任管床医生，和管床医生密切配合，他们在成长的路上需要患者，患者在治疗的过程中也需要他们，在携手并进的过程中，他们成了专家，患者也得到了最好的治疗和预后。

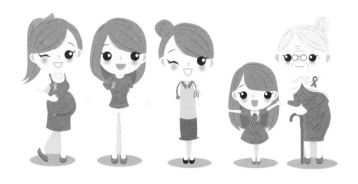

附录

贴心的乳腺科就诊建议

———

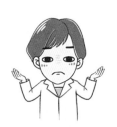

"抢了一周的号，排了一上午的队，看了3分钟。"

"每次看完门诊感觉还有好多问题忘记问了。"

"大夫说的这句话是啥意思?"

"我这个外院让做手术，这个医生不让做，我到底做不做，好担心!"

"医生就看了几眼检查结果，会不会没看清啊?"

……

门诊就诊结束，很多患者都会有各种各样的感受，在门诊患者量很大的情况下，平均到每个患者的就诊时间可能真的不多。在这样的情况下，医生如何从患者的主诉、体征和检查中筛选出有意义的信息就变得尤为重要。那么患者就诊前应该做好哪些准备呢?

挂号

乳腺外科是做手术的，已经在外院做完手术，或者术后转移的患者，建议挂乳腺内科号（化疗、靶向治疗等）。初次就诊或者外院检查建议手术的，挂乳腺外科号。除了窗口排队，目前很多医院都开展了电话、网络等便民的挂号方式。

准确描述就诊原因

来门诊就诊前，要想明白自己是因为什么来就诊的，也就是医学术语上说的"主诉"，包括起病时间、症状体征、什么时间做了哪些检查、检查结果如何、做过哪些治疗等。比如"3天前，自己洗澡摸到了右边乳房有结节"，或者"两个乳房在月经期前疼痛，月经后就好了，持续5年多了"，或者"1个月前体检，做乳腺超声说左边的乳房有结节"等。

准备好已有的结果

在来医院就诊之前，您可能已经有了其他医学机构的检查结果，比如各种报告、检查片子等，一定要整理好带过来，这是医生判断病情最直接的材料。

合适的着装

乳腺外科一般都会进行乳房查体，这时建议您不要穿过于"复杂"的衣服，最合适的着装是在保证自己舒适的基础上，能够最方便地暴露出需要检查的部位，比如不要穿连衣裙、穿方便穿脱的内衣等，如果您是长头发，建议在查体前把头发扎一下。

对自己的症状有更深层次的了解

很多网络上的描述并不一定准确，但是在就诊前，检索一下与自己症状有关的疾病，做简单的了解，对此医生也是鼓励的。但要注意，网络上的内容不能全信，重要的还是听医生的建议。

小笔记列出自己的问题

把自己想要咨询的问题一条条记录在小本子上，也可以自己先检索了解一下自己的疑问，在医生解答时，能够迅速地听懂医生要表达的含义。

清晰的判断

当医生干脆利落地说"应该没事，做检查再明确下"，没有给出手术的建议，仅仅是做一些检查的时候，这是一个好的征兆，说明根据现有情况考虑并没有严重的疾病。

当医生缓缓地问"带家属了吗？需要做手术知道吧？"，这才是让人担心的答案。

但是，乳腺癌属于预后较好的癌症，我国最新公布的女性乳腺癌5年生存率是83.2%。当门诊医生考虑诊断乳腺癌时，患者也不要过于焦虑，不要把过多的精力放在考虑"我还能活多久""治疗有用吗"之类的问题上，医生给出手术或者先行化疗再手术的建议，说明疾病还是能够治疗的，"能够活多久"和很多因素相关，这是医生很难准确回答的。

不要总是拿别的医生的建议来"对抗"现在医生的意见

有些时候，有些医生会建议对乳房的良性结节进行手术切除活检，但如果患者不是特别焦虑，而且根据体征和检查结果判断结节恶性的可能性和以后恶变的可能性极小，我们会建议定期复查。

举个更好理解的例子，1 000位检查报告一样的患者里，998位患者的结节是良性不需要手术的，2位患者的结节最后诊断是恶性的，难道为了避免漏掉2位患者，就要给这1 000个人都做手术吗？这样是不合理的。但是，为了减少误诊，定期复查是有必要的。

有些检查需要重新做

并不是说所有医院的检查水平都是一样的，对乳腺科来说，一般会要求重新做乳腺超声，因为超声是个相对主观的检查，与超声科医生的仔细程度、经验和能力有很大关系。乳腺钼靶检查、乳腺增强磁共振等，如果之前的片子足够清晰的话，是不需要重新做的。

做完检查怎么看

一般的检查都需要预约，基本不会当天出结果，而第二天或第三天再次就诊查看结果，需要再次挂号找相应科室的医生。记住，尽量等待所有结果出全以后再就诊。

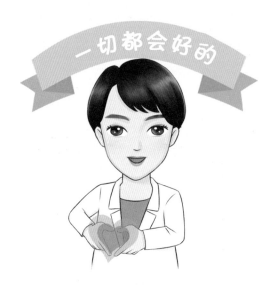

一切都会好的

扫一扫，收获更多乳腺健康知识